聽說寂寞最怕遇見愛

啟動七次元空間，創作你的生命禮物

Penny&Angels 文／圖

自序

畫話讓心自由了

很多人常常問，七次元的能量畫與一般的繪畫有什不一樣？

七次元藝術裡，不是教你繪畫技巧，或是用在學院的角度看待美醜。

在這裡，邀請你用放鬆的、自由的方式「感覺」每張畫，「感覺」是七次元能量畫裡與你的關鍵字，放下所有美學的限制，直觀地去感覺畫裡的每個顏色、每個符號、每個氛圍，這道感覺的連結可以進入每個人內在不同的層面上，給予一份滋養與療癒，並啟動創造的潛在力量。

每當我在畫畫時，也是在鍛鍊清空自己的心智與意識，把所有的雜念與多的想法盡量丟掉，讓自己的手自由在畫布上跳舞，同時釋放、接收。

在七次元創作裡沒有對錯、信任就是技巧，要學習的就是不怕犯錯，沒有好壞。能量畫最重要的技巧是鍛鍊心，讓心寧靜下來、柔軟下來、當

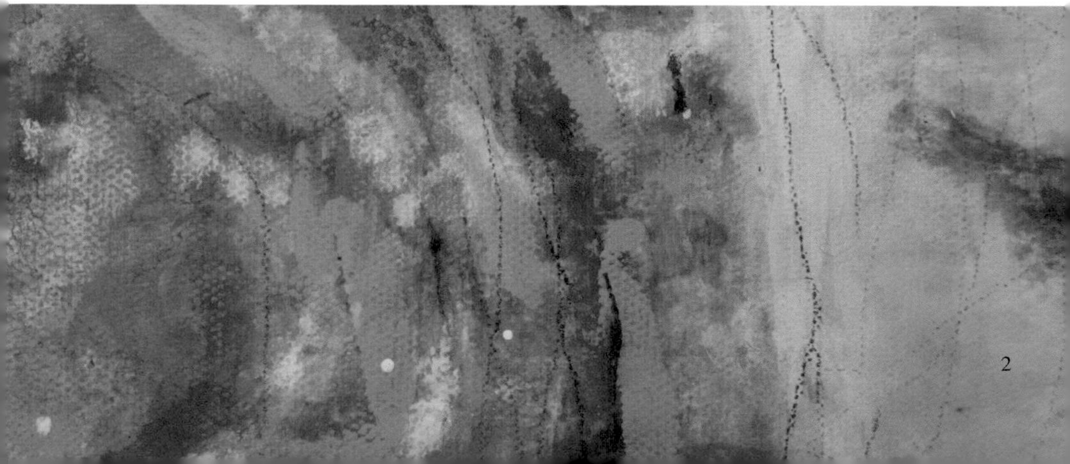

身心安靜了，就可以清楚的接收訊息，又同時自由的繪畫，我稱之為「下載」。

有時候我會帶著一個清晰的品質，下載特定的頻率，有時候我會像個小孩，先畫吧，再來接收畫的訊息。很多朋友會問，在畫畫的時候我都是什麼樣的感覺？其實，在畫畫的時候，感覺很像一個真空狀態，感覺外在的瑣事瞬間都退去，學習當下、體驗當下的發生。可以會清楚的聽到自己呼吸聲、畫畫的筆觸聲、顏色混合的濃度、畫室裡音樂的流動，所有的感官會變得很敏銳。

這樣的感受，也像是在水裡浮潛，身體頻律進入到一個不同的狀態，呼吸方式變了，聽到的聲音也變了，看到的畫面也不同了，在那當下，就是專注的去感覺、去欣賞水裡的一切，在水裡不需要動腦袋！

在七次元的創作裡，就是如此。學習當下、學習放下、學習交託。

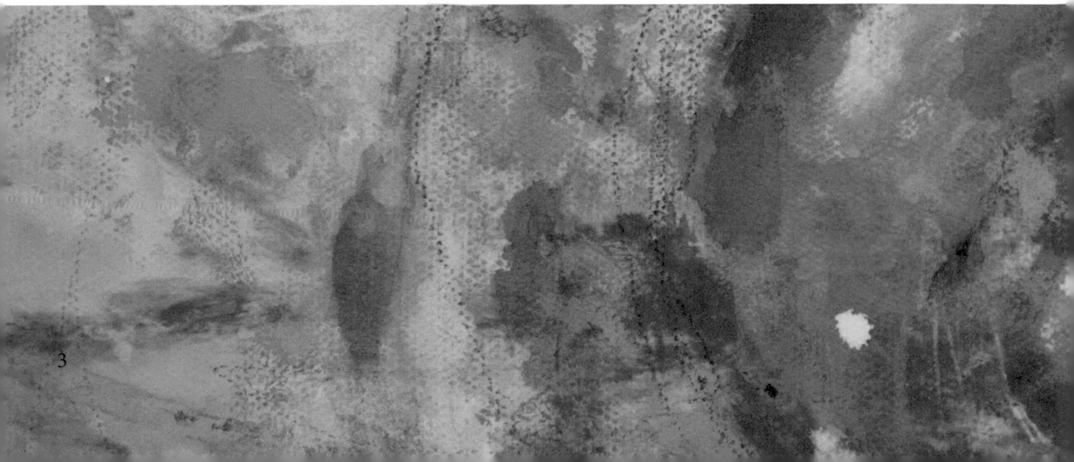

如何用這本書啟動七次元的自己

在這本書裡的能量畫與訊息，就像是生活中的一個指引和陪伴。

當生活上卡住了，心情不好的時候，可以在書裡尋找一個你想要的支持。用你的感覺，看著畫裡的筆觸、顏色、重疊、流動，透過你的眼睛觀賞、透過你的心連結此時生命的答案。

當你在生活中需要美感的滋養，或你想開啟自己的創造天賦，也可以經由能量畫給你啟發、給你一些答案、一些靈感。

如果你需要一些感覺，也可以透過閱讀書裡的文字，讓柔軟與自由的意識空間，進到你的感覺系統裡，把你柔性的一面引領出來。

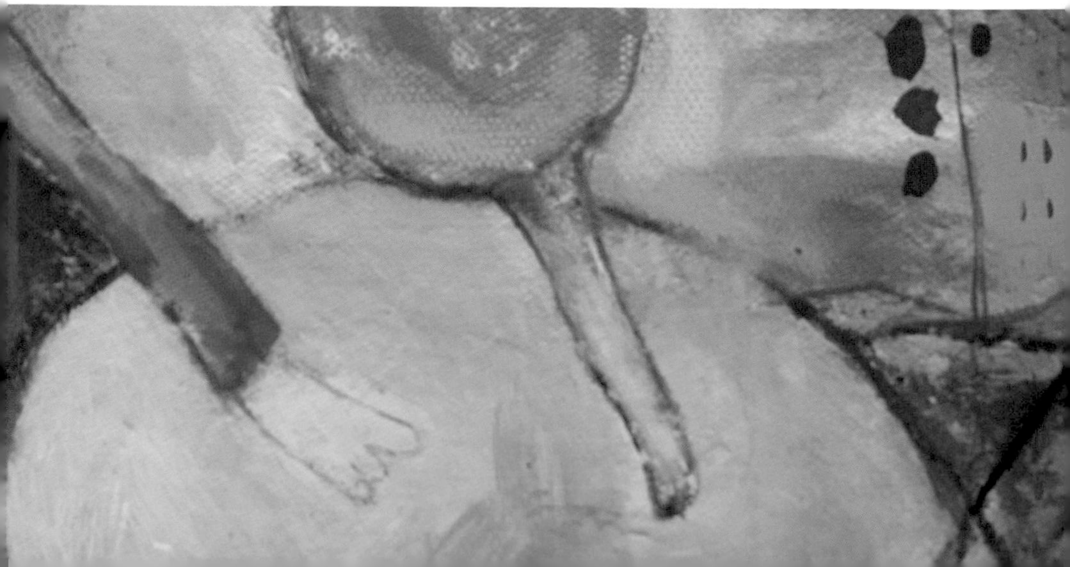

願這本書的誕生，可以支持以及陪伴每一位朋友，在生活中為自己的生活與生命創造出你真心想要的一切，然後帶著你的天賦痛快的體驗你為自己創造出來的成果，運用你的基本配備，創造出自己的夢想。

哪怕剛開始是一點點，哪怕是只走出一步，只要你真心創造你想要的生活，宇宙一定會源源不絕供應你所需要的一切。

每個人都可以在這個七次元的空間裡獲得到你們生命的禮物與此時需要的訊息。

因為，在這個地球上，你也是與眾不同，獨一無二的美好存在。

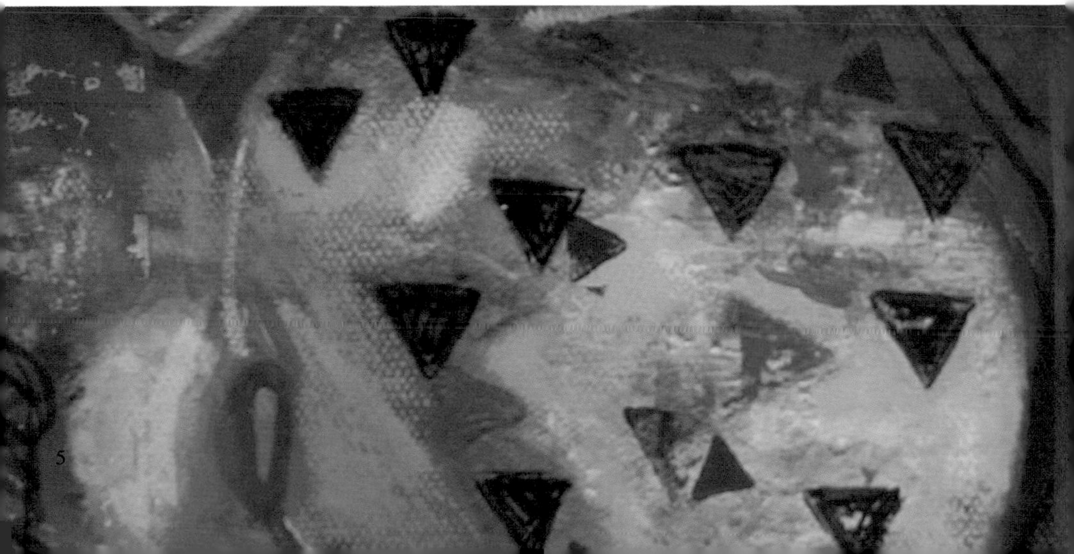

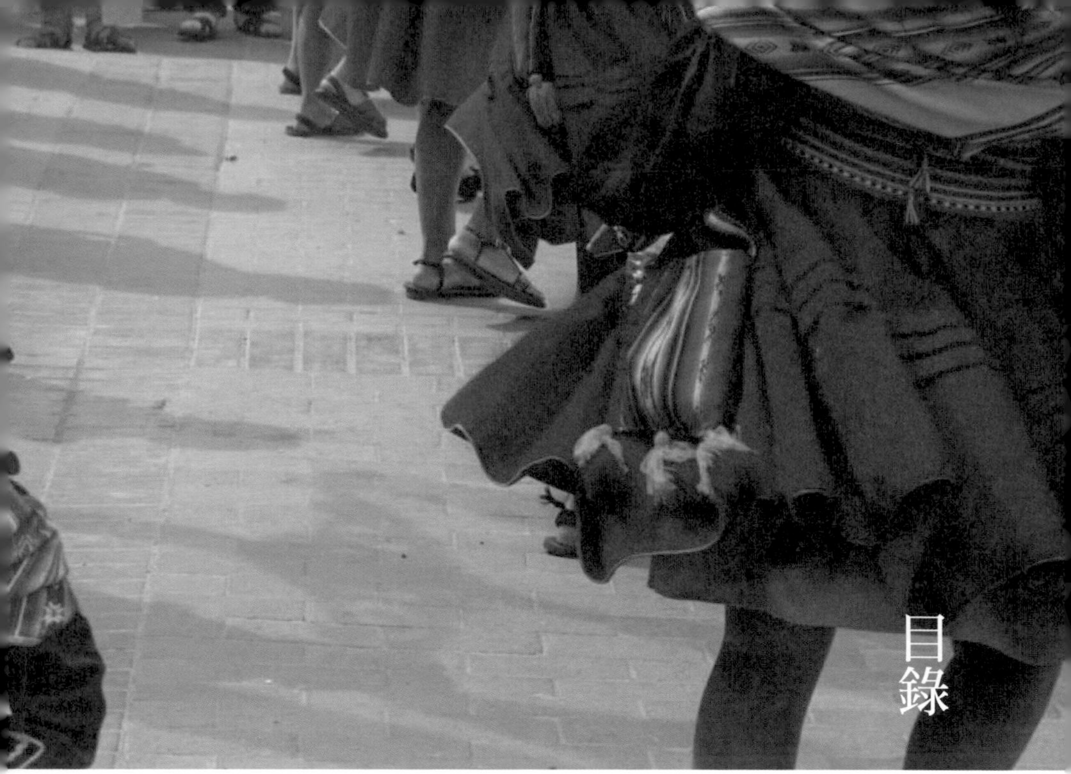

目錄

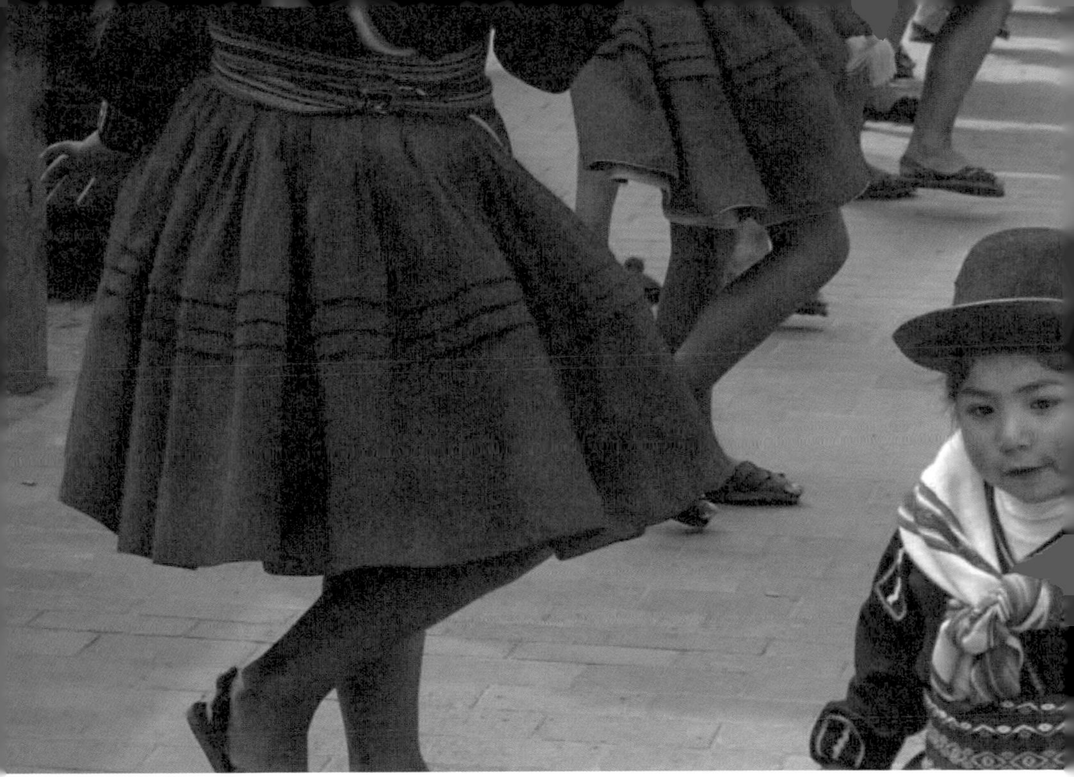

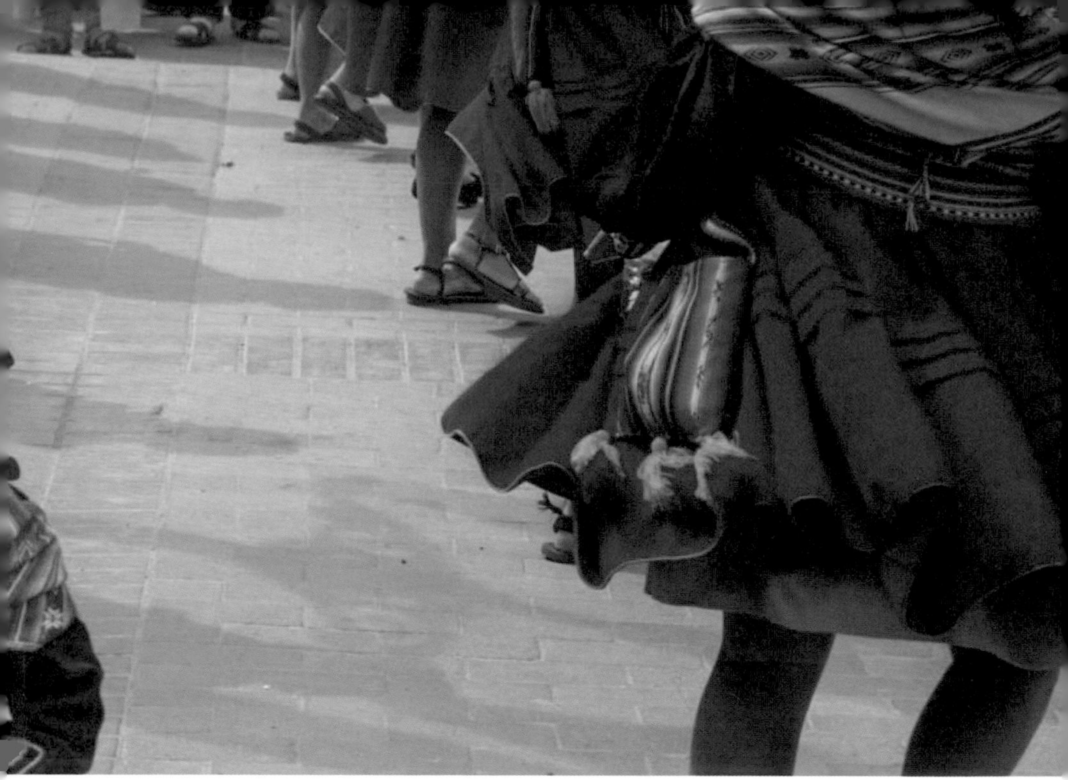

第三空間 啟動豐盛 104

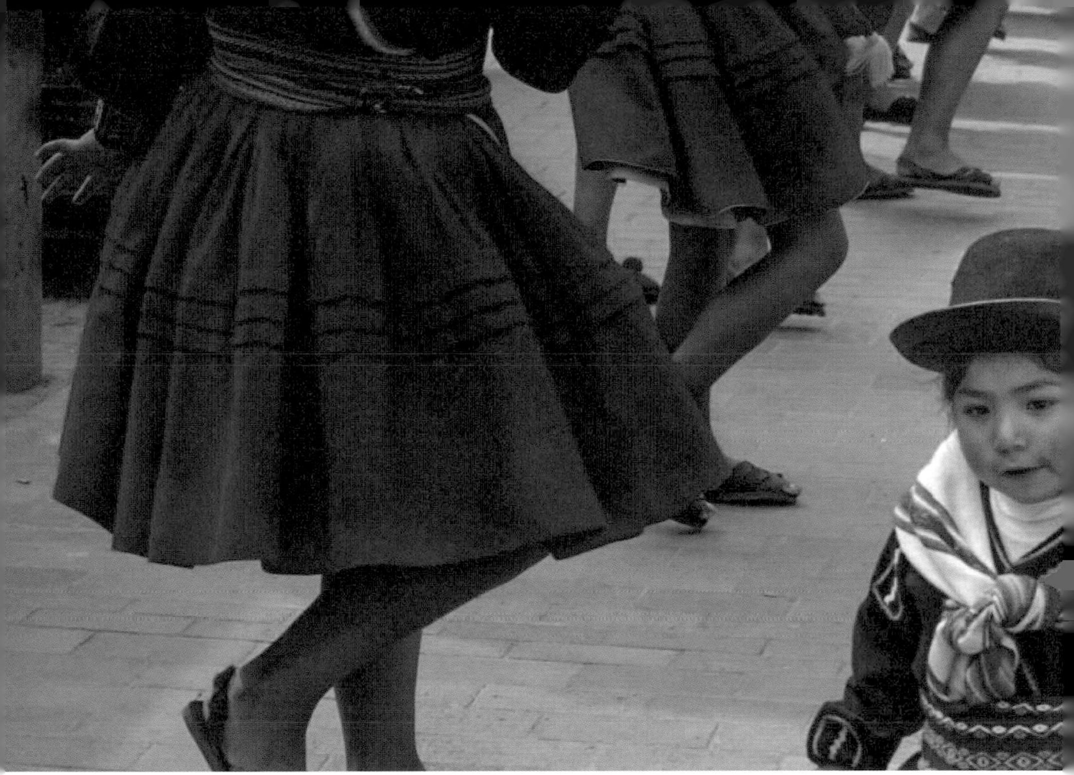

第一空間　啟動寧靜

平靜、喜悅、柔軟、感覺、無差別的愛、情感、生命力、安定溫暖

宇宙有無數顆行星，無論公轉自轉都保持著一種動態的平衡，那是一種寧靜而平和的品質，是一種可以共存共榮的和諧，來自於宇宙無私的愛。

換句話說，允許生命常常保持在一個寧靜的狀態中，藉由寧靜帶領我們前往生活中的下一步。

何謂寧靜呢？寧靜並不只是我們頭腦所認知的如湖水般的平靜安穩，寧靜是一個涵蓋更大的力量，是流動與活躍的頻率。如果感受或是情緒經常調整在「寧靜」的時刻，可以有更大的能耐來面對混亂；有更大的力量與空間接收好的發生，或是不好的發生，可以擁有更寬闊的思維來整合外在。只因為寧靜是一個可以生產、面對、調整、

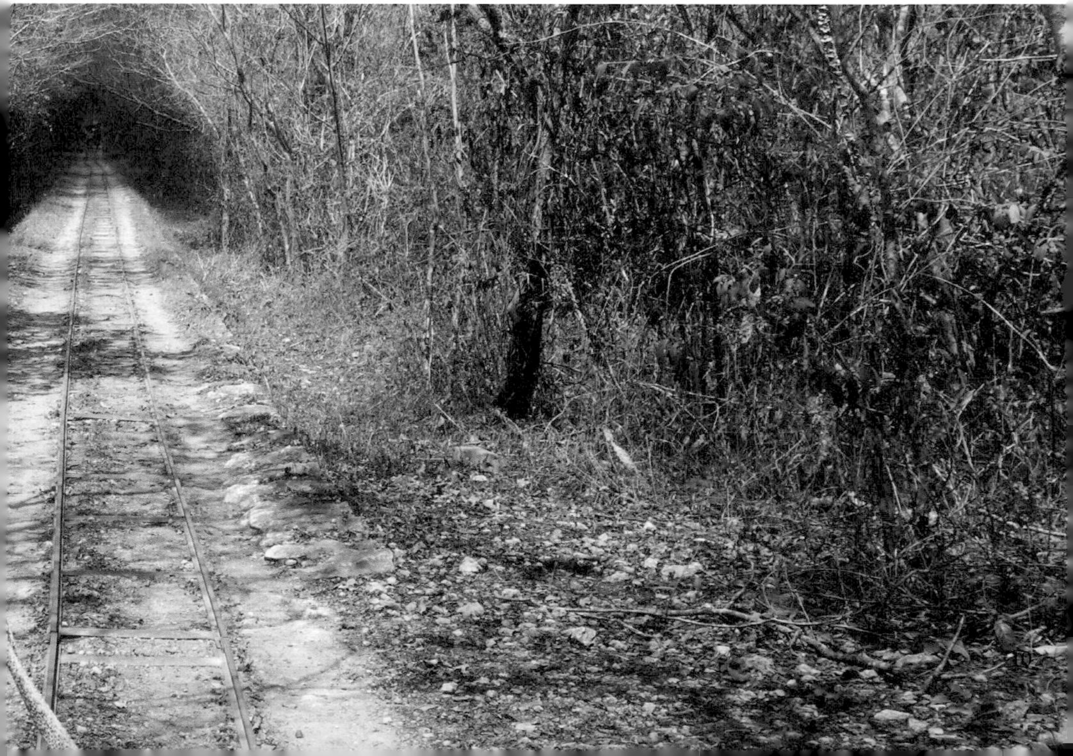

安定的能量頻率。

調整頻率的第一個步驟，就是讓自己的身體與心理擁有安定的感覺。

身體如何擁有這樣的感覺呢？

也許是透過水讓自己放鬆的游泳、也許是泡杯茶、買束花放在家中、跟喜歡的人傾訴、做菜、畫畫，你的身體會在那個當下提供給我們最合適的選單。

而什是心理安定的感覺呢？

內心的安定會比較像是進入一個人的內在中心，我會選擇一個不會被干擾的空間，發呆、聽音樂，也會跟自己對話。如果有事件讓我不開心，而讓我無法心理安定，我也會試著想像當事人在我面前，跟他說說話，當我們有勇氣進入到個人的內在中心，好好感受自己心裡真正的感受時，面對好或不好的，或著說，接受好與不好之後，心理安定跟踏實的感受就會湧現。

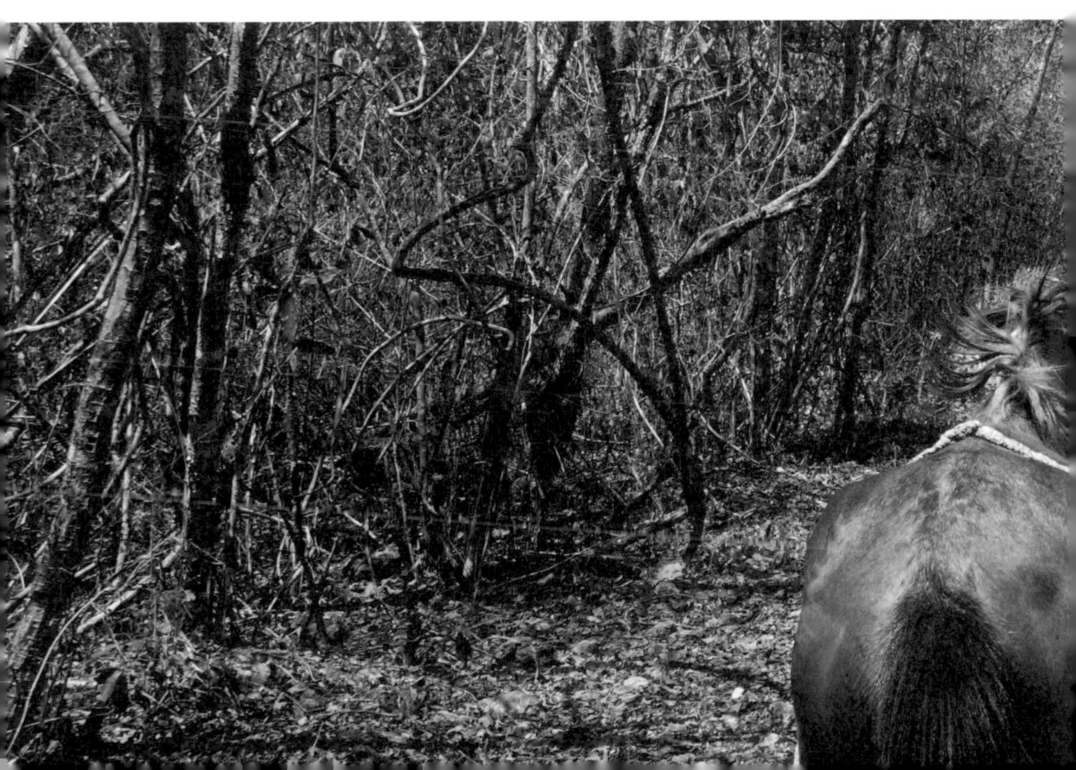

01 害怕得不到，所以裝作不想要

人只有一個義務，就是讓自己幸福。——狄德羅

我想過一件事情，每天我花八小時在工作、花八小時睡覺，接下來醒著的時間也只剩下八小時，那要用什麼方式讓自己除了過得精彩、過得過癮，還要不、後、悔。

於是，突然間可以很了解那些藝人呀、歌手呀，每次在台上都說著相同的話，他們總是說：「我的敵人是我自己，而我唯一要超越的也只有我自己」。

跟這些大咖們比，我真的不算什麼。但是，我幹嘛跟他們比呢？

以前的我，膽小、對許多事情經常很剉，很多時候就因為太害怕了，所以錯過不少好機會。

可是，現在的我，常常提醒自己，要學學這些大咖，超越自己！

因為這是我的人生。因此我決定每年都為自己做些不同的事情，來為自己慶祝。

有過第一次旅行（希臘）的經驗後，我開始替自己設定每一年的旅行。剛開始幾年就只有我跟我先生兩個人。

我們會分配彼此旅行的工作，我的工作就是負責「說」要去哪裡、玩什麼、吃什麼、哪間店一定要去、哪間餐廳一定要去朝聖、哪裡的二手家具一定要買……我的工作其實就是出一張嘴。而我先生負責的事情……就是張羅交通呀、住宿、門票之類的，還有就是把我顧好，讓我開心。

我們喜歡玩得輕鬆自在、並加入日常生活裡沒有過的體驗，有計畫但是帶著彈性，把學習放入旅行；學做菜、學手作、逛傳統市場、品嚐當地最人文的咖啡館、在地的好料理，當然也要有時間寫寫文字、畫畫，然後看看星空。

漸漸的，越來越多人想跟我一起旅行。

在有著獨特魅力的尼泊爾，讓阿育吠陀大師把脈、健行一整天只為窺探森林裡的精靈、進了當地的 SPA 店讓一個老男人洗頭。

在浪漫綺麗的南法，硬是用英文搭訕不會講英文的帥哥主廚，獲得了免費學習一整個下午的南法料理。

在煙霄戰火的以色列，悠哉的在死海上看報紙、月夜清風的沙漠裡剪頭髮、走了一趟耶穌走過的苦路，瞬間也覺得業力倍減，可以再重新做人。

大家一起的回憶，三天三夜都說不完……

一輩子很長、也很短，要怎麼玩得不悔

「我很喜歡看日落，我們一起去看日落吧。」小王子說，他長久以來的愉悅，就是看日落。

我也很喜歡看日落，那是白天跟黑夜交際的瞬間，太陽跟月亮每天唯一可以見面的時間。

「如果你的生命在不同的國家累積九十九次看日落的次數，一生就會幸福無比。」這句話是我在尼泊爾旅行時，一位僧人告訴我的。

無所謂相不相信，這句話讓我覺得生命很美，所以刻印上了我的心頭。

每次到一個新的國家，就會特別安排一次，我的幸福日落。

我要收集的不是九十九次的數字，而是九十九次的幸福。

我將這樣的幸福設定在二〇一七年五月，我出現在克羅埃西亞最美的地方「伊斯特拉半島」，這是一個光憑想像就讓我非常有感覺的地方，坐在海岸上，聽著音樂，吹著風，喝一杯咖啡。

在這特定的幸福裡，偕志同道合的人一同開啟自己從未了解的祕密，這是一個多麼精緻的儀式。

在這裡我們要進行這個幸福儀式，要去打開每個人內心的天賦寶藏。

透過儀式，讓九十九次的幸福融合成一道光，這道光會走進我們的記憶，作為無法抹滅的甜蜜片段。

體驗奢侈的生活不需要名牌包，住得好也未必一定要五星級，吃得過癮也要看同桌的人是誰。每一個旅行，都是人生的彩排，都在設計自己的未來。

這樣不是很酷嗎？想知道「心想事成」是不是真的，去旅行就是一個「心想事成」的最低門檻。

工作與玩樂不再有明顯界線的時代

為何在旅行時，我們的生命變得很有彈性？因為在當下，離開了熟悉的生活圈，不再被生活裡的柴鹽油米醬醋茶綑綁；因為花了旅費，就會想在這段時間裡，獲得到最好的價值。

每個人的價值都不一樣，有些人想要獲得到放鬆、有人想要體驗、有人想學習玩樂，因此內在便出現了旅行才會有的「彈性頻率」。

在這個彈性頻率裡，很多事都有可能發生，很多生活中窒礙難行的事情，也會突然出現解套的方式。

我們非常需要這樣的「彈性頻率」，因此在旅行中我們規畫的是特別頻率的景點。一般人可能因為美景、因為美食而旅行；而我們的旅行，則是與每個人內在的那朵未開的花朵相約相遇，讓自己的眼睛、耳朵、呼吸與當地的頻率混血，重新認識自己的天性與天賦。

後來回頭看這一段旅程，就會驚訝發現：

過去那些沒人愛的命運，是假的。
現在你知道要先寵愛自己。
過去那些我不行的藉口，是假的。
現在你知道自己要什麼。
過去那些以後再說的習慣，是假的。
現在你知道在當下就去勇闖。

這樣，人生不就變得很可愛嗎？不要把自己搞的庸俗悲壯。
因為我們可愛了，所以我們的家人也會變得可愛，然後我們一家人看到的世界也都變得可愛了。
讓我們一起打開高視野、高格局，進化到越早可愛，越好。

02 如何接受生活中所有變動？

我的內在有一個空間儲存一種能量……「好奇心」＋「旅行」這兩者混血後形成的另一種生命的滋養。

很多認識我的朋友都知道，我愛旅行。

每年，至少會有兩到三次約半個月的私人旅行，而每個月更是因為開課到處飛行。最常被人問說：出去玩不就是花錢坐飛機去不同國家，然後吃吃走走看看、買買東西，回國後再繼續上班賺錢，籌備下次的旅費嗎？需要什麼好奇心？

然而，他們說的是「旅遊」，而我說的是「旅行」，兩者有著不同的含意與能量在裡面。

旅遊，是一種遊玩的心情，可能是要踩到很多景點才算值回票價，也可能是單純地到處走走，在美麗的風景前拍拍照。而在回憶這趟旅遊時，記住的是——風景很美、東西很好吃、當地物價很高等——表意識的體驗。

旅行，則是把身體所有感官打開，全心全意地體驗這趟旅程；是有計畫的但也充滿彈性，是有目標的玩樂同時也在學習，是人文的又可以血拚。

因為選擇慢慢走，消化的空間也變的大。因此，在旅行的每一個當下所遇到的人、天氣、延伸的情緒心情……在在形成了每一趟旅行中不凡的體驗。

當旅行脫離了「控制」，當我敞開地接受過程中的所有變動，我發現，處處都有好多驚喜在等待我去發掘。

也發現「好奇心」讓我從最微小普通的事物中，找到旅行所要給我的全面升級。

打開好奇心

在托斯卡尼的熱氣球上，我感覺到了用不同的視野去看待同一件事，竟然會有完全不同的結果。「站得高看得遠」，很老套的一句話吧！卻是當時在熱氣球上最重要的領悟。

隨著熱氣球緩緩升起，我的身體離開了地面，而那些在心裡糾結已久的不爽，就像沒有拿到熱氣球門票似地，無法與我一同升空，就這樣無言地留在了地面上。

因此，我的意識與眼睛看得更遠了，而身體自動把那些需要轉換的情緒毫不留情的給刪、除、了。

擁抱好奇心

掬起一把馬丘比丘的泥土，瞬間靈魂的記憶滲透到古老文明時期，環視著這座萬年古城，心中佩服讚嘆著當時需要多大的勇氣去打造。然後，發現「勇氣」這件事，竟然是跟老天溝通協調的一個利器，當我們放膽跟老天要了，就得勇敢闖。如果沒有勇氣，這個世界上怎麼會有偉大的建築、藝術與科學。

即便長大後不是偉大的建築師、充滿美感的藝術家、創造科學的實驗家，但回想年少時，那些勇氣的時刻是否曾經到來，而我們是否放自己去看看這個世界？

若我們遇到對的人，是否也需要勇氣讓自己進入關係的下一步？那一刻我們問自己，面對未知的挑戰，是否有勇氣能夠打從心裡去相信自己所深愛的人事物，是否有勇氣可以不隨著傳統、不隨著規矩、不充滿限制去奔向所愛？

我的答案是：我會。我會隨著我內心的指引去。

分享好奇心

走在耶路撒冷應許之地，也走在戰爭與宗教話題裡，哭牆屹立不搖，它裝載著許多人的期望與依靠，每一瓦每一礫述說的都是神的歷史。我猶如置身耶穌時代，感受到了「全然純粹」的愛

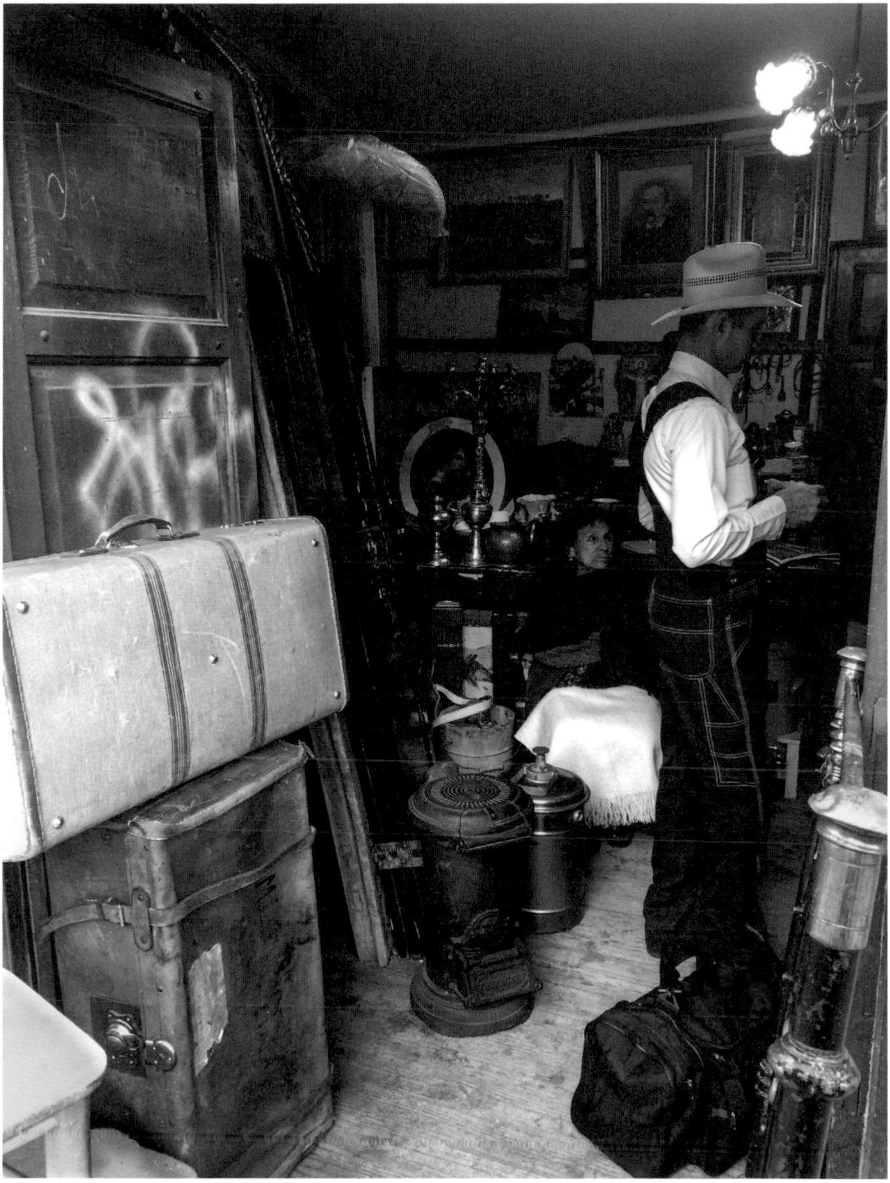

迎面而來……但是，封存在自我世界裡的感受，是無法渲染別人也無法為他人帶來力量，只有「分享」，分享你的愛，才是神要帶給我們去創造這個世界的秘訣捷徑。

面對愛，別再一腳踩著油門卻又一腳踩著煞車了，不前不後的僵滯局面，到最後你只能兩眼無助、欲哭無淚的望著你的愛，因你的不敢前行而被漫天黃沙淹沒，成為了末日的荒蕪。

相反的，若心大一點、勇敢一點、不怕失敗一點，你也在自己的世代上創造屬於你的神蹟，結果會是皆大歡喜的局面。

我將旅行裡所收到的禮物一一的放進我的「內在空間」，它們會共振成為一股讓我更年輕、更創造，也更幸福豐盛的龐大力量。

你，準備好你的啟動屬於你自己的「內在空間」了嗎？

讓我們一起用「旅行」填滿它吧！

03 如何輕輕的扛起一切重擔？

二〇一七年初在小巨蛋聽了一場歌神張學友的演唱會，看他在台上又唱又跳，我打從心裡佩服，要成為一位備受愛戴的萬能歌神必須有著多大的毅力與承諾，才可以擁有今天的成就。

幾首高難度唱跳之後，張學友在舞台上感性地分享，他說在這個演唱會前，已經健身了二年，又說道：「我已經五十多歲了，老花呀，什麼的，這個年紀該有的我都有了。但是，我卻最喜歡現在的自己。所以，如果是你也跟我一樣到了這年紀，千萬不要放棄自己好嗎？」

這一席話雖然讓所有的粉絲笑翻，卻也給了我些許啟發。

生命中最棒的發生之一就是「看重自己、珍惜自己」。

而看重自己，是要用放大鏡、用顯微鏡來看自己優質的部分會在哪、出現在哪？然後用力地對自己點頭。

我們都有自己生活重擔要面對。我相信，就算是已經站在世界舞台上不下數百次的歌神在籌備演唱會前，一定也有許多擔心恐懼。

然而，只要我們持恆在「肯定自己的狀態」，就能夠蓄積足夠的力量，輕輕地扛起一切重擔了。

然後，正氣凜然的昭告全世界「我，沒有在害怕的」！

身心都沒電的你，要拿什麼力氣愛自己？

見過不少人是「心有餘而力不足」地生活著，換句話說就是「頭腦」想做，但行動做不到；更簡單說就是「沒電」！

試問，身心都沒電的你，要拿什麼力氣愛自己？

我也會有「心有餘而力不足」的時候，這是一種自然的循環頻率。在宇宙中「頻率」本身就是有起有伏，人無法強求永遠都在最高點，卻很容易在最低點的時候沉淪很久。

好的狀態與壞的狀態，不是絕對的，有時候只是一個轉念。

有些人在好的頻率中維持很久，遇到低頻率的時候，就讓自己沉澱休息，尋找可以回歸的力量。

有些人在低頻率中沉淪很久，不知不覺地進入抱怨、負面、失衡的能量。

同樣都是進入大自然的週期，但是結果卻不盡相同。

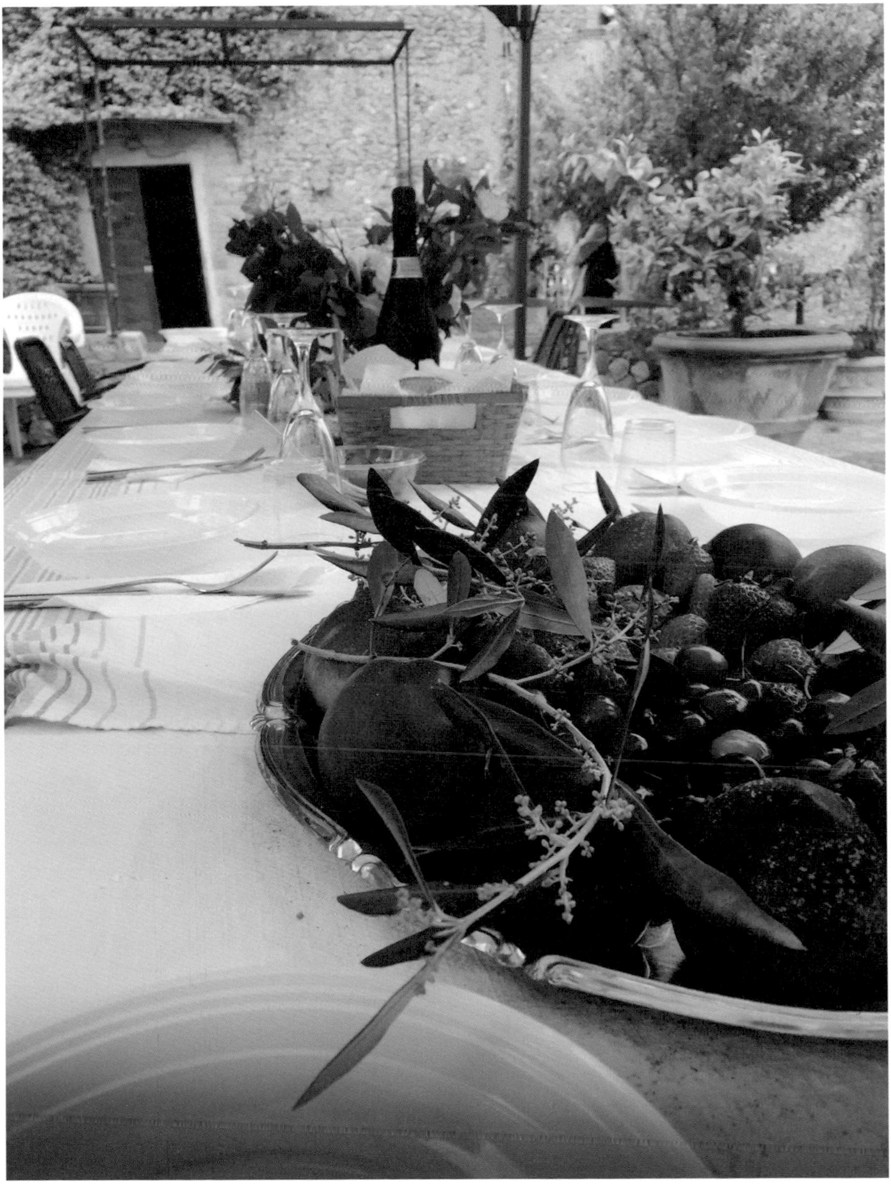

親吻好無敵呀！

二〇一四年，我從台北搬回出生地基隆。

我喜歡基隆的藍色大海。

海呀，平衡了我對濕冷下雨的感受。

我喜歡基隆的空氣、庭園的花草。

植物呀，卸下了我對台北華麗的倚戀。

現在我在畫室可以看到滿滿的綠意花草、早上起床聽到蟲鳴鳥叫。

那是被大自然充分包圍的感覺，為我創造更多不同的藝術品質。

回想在台北住了十年之久的時間，失去了與大地連結，說不上那是什麼感覺，但心裡頭就是缺少了一份無形的滋養。

回到基隆的三年後，我終於找到答案，那就是活在大地的頻道裡，身心靈就會被愛得好好的。

摘一些庭院的花草，插在透明花瓶上，靜靜地綻放在屋裡的一處空間就能充滿美好的氛圍。

敷上面膜，躺在躺椅上看看星星，煩躁的心也會變得寂靜。

離開冷氣室，頂著太陽，光著腳踩在土地上，貼近大地的呼吸，也可以讓肩上沉重的負能量瞬間退去。

如果，有機會來到了基隆，請記得靠近海，讓藍色的「陰與陽」、「柔與剛」自然地透過眼睛、肌膚，滲透到自己需要愛的空間。

親海，可以讓心充滿滋養，帶進柔軟的思緒。

擁抱海，可以洗滌疲憊枯燥的生活。

靠近海，可以瞬間充電，活力無限。

而親親你，可以讓我充滿甜蜜，飛翔在愛裡。

親吻好無敵呀！

給準備好要學會愛的你。

踏出「愛」的第一步，就是懂得自己想要的生活方式。方法之一就是，透過調戲自己的生活，發覺愛的存在感吧。

04
一直活得無趣才是虛度光陰

最近和朋友喝酒聚會，跟她們分享我把以前彈的吉他拿去換了新弦，準備要好好重溫自彈自唱的「有趣生活」時，每個人都露出了詫異的表情。

「天吶，妳竟然會彈吉他！」

「吼！姐以前可是……哈哈哈哈，算了！略過過這一段……」

大家繼續七嘴八舌地說。

「妳嫌自己還不夠忙嗎？還能浪費時間彈吉他。」

我說：「彈吉他為什麼是浪費時間呀？」

於是，我們開始了這樣的討論：

對於現在的我們，什麼叫浪費時間、虛度光陰？

朋友說：把時間花在無法增加現有收入的事情上就是浪費時間。

另一位朋友說：不花在精進自己的職場專業就是浪費時間。

我說：讓自己一直活在不有趣的生活中，才是浪費時間、虛度光陰。

朋友聽了我的答案，靜默了一下幽幽的說：「我也想過有趣精采的生活，但是不上班沒有錢又怎麼過這樣的生活？」

這是許多人對「有趣」的誤解，以為要先有了錢，才能過自己想過的生活、做自己想做的事。

於是，在從學校畢業踏入社會的那一天，我們也放下了手中曾有的那份狂熱。

那可能是每天下課都要結群成伴練的瑜珈，也可能是努力練習素描技法的那支畫筆，或者是努力想要彈出那首曲子的鋼琴？

於是，畢業證書帶著我們告別了校園生活，也帶著每個人跟「有趣」說了再見。

你的「有趣」種子正等著播撒

有很長的一段時間，我也是個上班族，過著朝九晚五的生活，出門看到太陽，下班看不到夕陽，星期天哀號著隔天要上班。

一成不變的生活對我來說太不有趣了，我告訴自己要用現在能力可及地去打破這樣的僵局——我開始與過去的自己聊天。

過去的我說：「記得嗎？有一年的夏天，一直想要好好學吉他，把一首歌學好，卻總是被好多事延後。我一直在等著，要把這件事完成。」

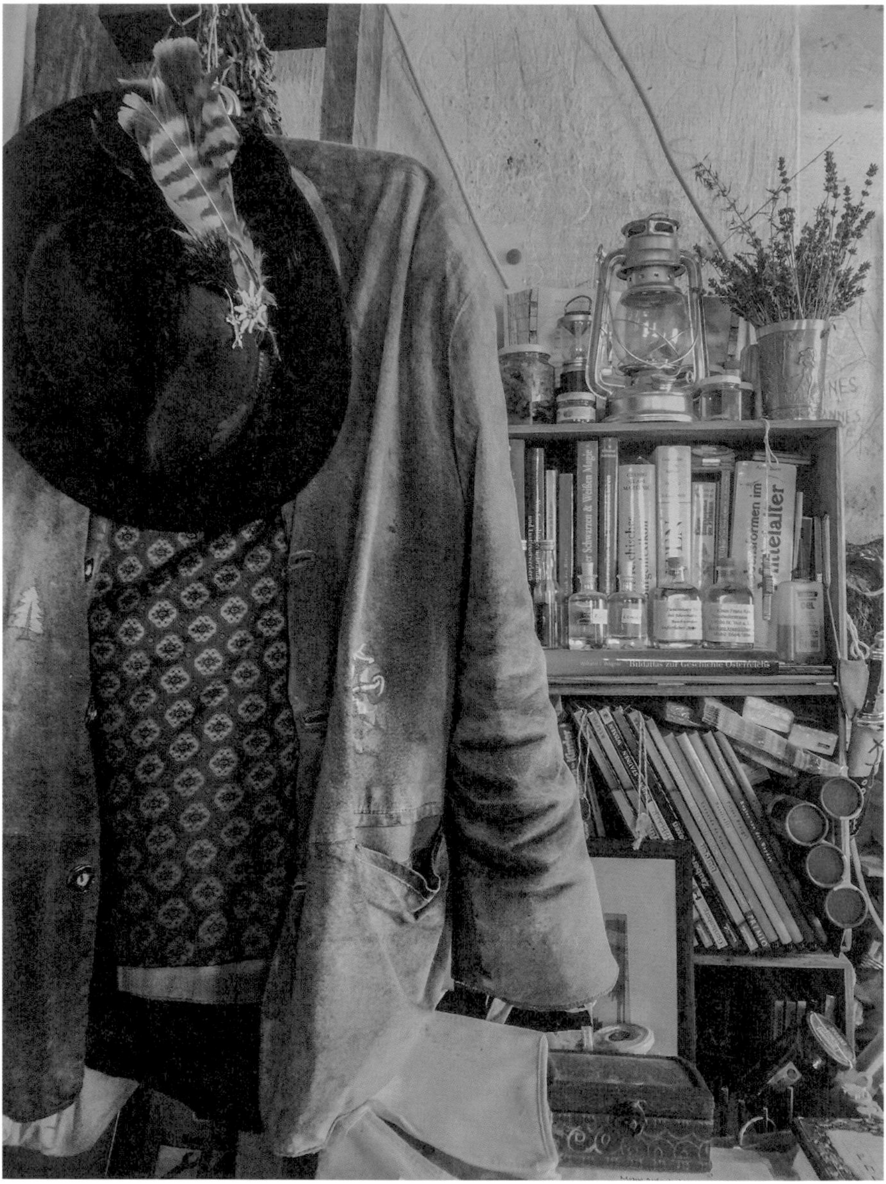
Bildatlas zur Geschichte Österreichs

那瞬間被塵封已久的往事一股腦兒地湧上心頭，曾經想要學的那首歌或許不再熱門，卻成為一直以來被遺忘的　份「對自己的承諾」。

我找出了學生時期的吉他，以及那首曾經很想很想學的流行歌，開始期待著每天下班可以回家好好練它。

就這樣，我不斷地與過去的自己合作，讓過去的夢想種子在現在發芽。我真的不喜歡「後悔」這兩個字，與其後悔，不如讓自己做到無悔。

大人的生活，不再是一成不變。

長大的世界，其實也可以挺「有趣」的。

那時，我還沒有很會賺錢，但是我已經獲得了名為「快樂」的第一桶金。

而這份力量一直支持我，走到現在的喜悅，與永遠用不完的靈感與創造力。

找個時間，和過去的自己好好聊聊。

我相信一定也有一份屬於你的「有趣種子」等著你播撒在夢想田上！

05 每個人都有二十次的機會啟動生命力

早餐吃得除了營養還要吃得到美感，順便要吸收知識，這是一種「態度」。

有一次我在演講中與大家閒聊，分享我的生活。我說：每個月我會進去書店買二十本書，建議大家少用網路訂購的方式，而是直接去書店購買……

當我說到這裡的時候，台下的同學都露出了驚訝表情並且七嘴八舌地討論著，幾乎已經沒有人專心在聽我說話了。

仔細聽著大家在討論的內容。

「什麼？二十本？怎麼看得完？那應該很重……」等等討論的聲音層出不窮。

當下，我也很驚訝。

「什麼？你們都不看書的嗎？」我的表情也跟大家一樣驚訝，只是驚訝的方向不同。

買書是小事，能獲得什麼才是大事

讓我們整理兩個問題：

一個是買書、看書。

一個是（書）事件之外的頻率。

買書，當然是直接到書店買。我不在意，買的時候重不重、便不便利這些小事。

走進書店是一種享受。書店的空間就像是一個巨大的體驗，當下活生生的舞台劇。

不管是書店的氛圍，在書店佇足流連的人們，臉上總帶有特別知性的味道。

在柔和燈光下，隨著每個人翻閱書本的速度不同而臉上有著不同的變化，紙張上的油墨味，加上文青的打扮，結合起來就是一股徐志摩般的年代。

輕慢流瀉的舒心音樂、就像老天為每個人心情特調的旋律，每一節拍、一張張曲風，都是我們的心情寫照。

傷心的人進入書店買療癒；需要靈感的人來到書店找點子；要巴結老公的胃就到書店找食譜；想要練出性感川字型馬甲線的女孩，也能在書海中媒合完美的線條比例！

書店這個空間，不就是一個既完美又巧妙的小宇宙嗎？是一種享受的品質，一種書店裡才會有的獨特頻率。

這些感受，也就是所謂的頻率，雖然不能用來賺大錢，眼尾的細紋也不會因此變淡。然而，細細的品味後發現的感受，卻成了心靈與美感的一種無形滋養。

買咖啡也是一個很好的例子。

外送咖啡到府，享受的是便利；上咖啡館，享受到則是現磨咖啡的香味、被服務的感受、咖啡館裡的互動……

兩者都有各自美好的體驗，彈性的交叉使用則讓生活多了許多層次。

我會上網買書、叫外送咖啡；也一定會去書店、上咖啡館。但多數時間，我選擇後者居多。

過程往往比結果重要

事實上，選書時是一件充滿樂趣的過程。

選，封面的感覺。

選，當下自己感興趣的話題。

選，這段時間自己需要補充哪方面的知識。

選，這個世界現在的流行步調。

選，可以滿足自己好奇心的題材。

因此，二十本書，就有二十次的機會，接收新的禮物。

我開始不再依賴電視、網路，也因此我多出了很多時間看書。

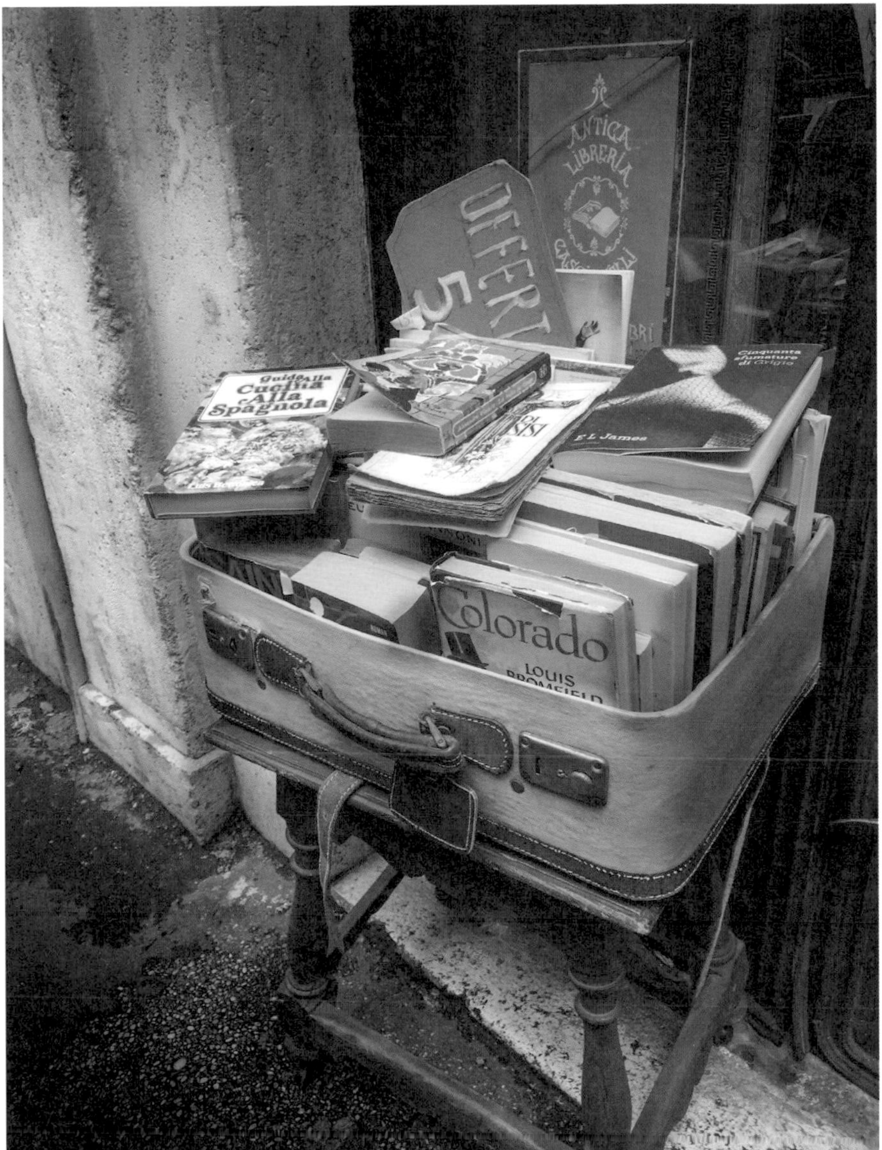
ANTICA
LIBRERIA
Guida Alla
Cucina
Alla
Spagnola
Cinquanta
sfumature
di Grigio
E L James
Colorado
LOUIS

每一本書裡，只要吸收一個新知識，每個月我的心靈與美感就可以獲得二十個智慧滋養。

多數時候，我會選用早餐的時間，或外出回到家想休息一下或是睡前的時間，這些看似小小的、零碎的時間，卻是最能讓自己沉靜下來，和自己的靈魂一起在書的世界悠遊的時光。

每一本書對我來說都是無價之寶。

每一本書都是由專業的人，將收集好的資訊、心得濃縮成最好、最精華後給我們，我只要用手翻閱它，就可以擁有一切。

生命裡的每一個「機會」就在生活的起落之間，開始為自己經營，去創造、去發覺，會讓這些點點滴滴更快被累積。有一天，我們也能創造出那個——讓別人都羨慕的自己。

這樣是不是很棒！

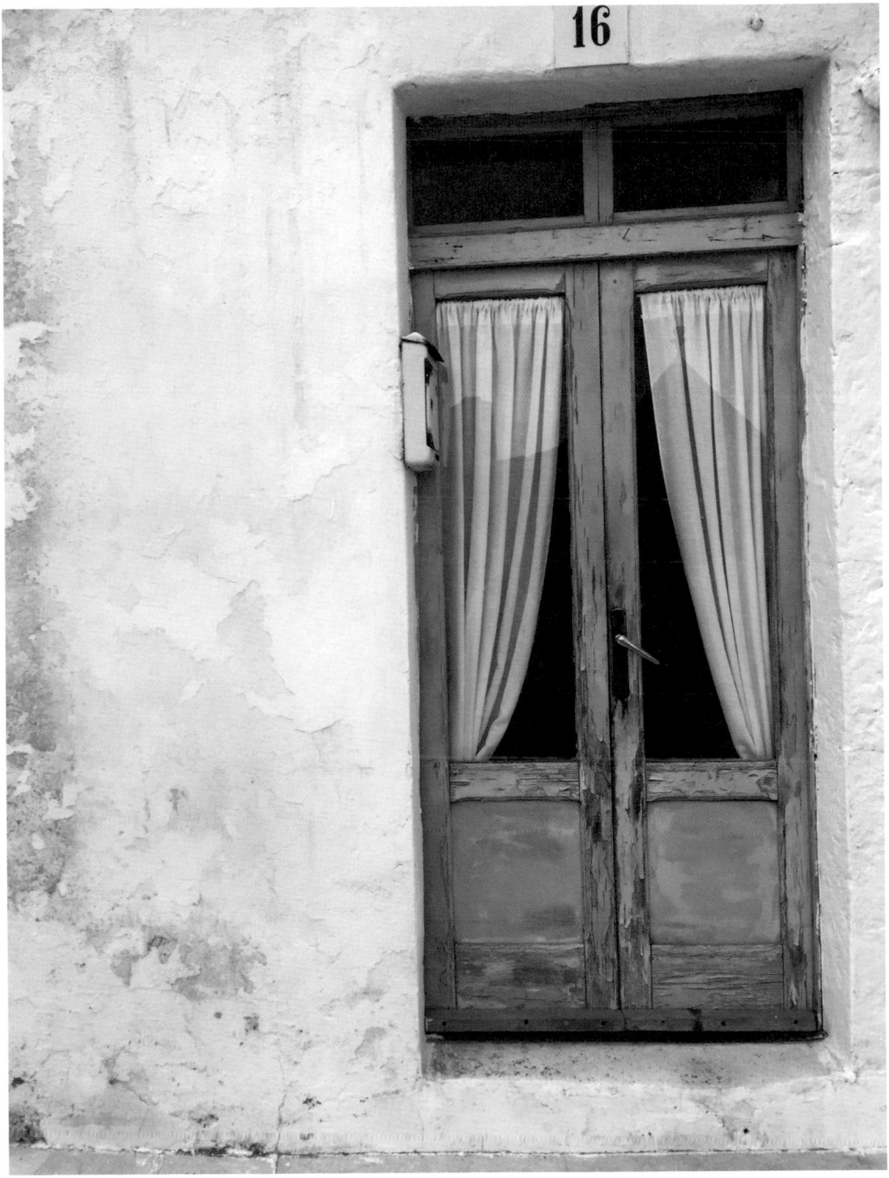
16

寂寞的話 06

靜靜地我等待著
讓空氣在水裡用最優雅的方式旋轉
飛魚在泡泡裡傾聽我最後的一首詩

我呀
我呀
如果可以不想念你
我要學會飛翔在黑夜的星空
小心翼翼地療癒你孤獨的心

我呀
我呀
如果可以不想念你
我要化成音符為你歌頌生命
趁你不注意
把藏在你身體裡孤單的信念悄悄地偷走
小心翼翼地療癒你寂寞的心

我呀
我呀
如果可以不想念你
我會變成夏天的黃昏為你帶來最柔軟的記憶
在你需要陪伴的時候
小心翼翼地療癒你憂傷的心

聽說
寂寞最怕遇見愛

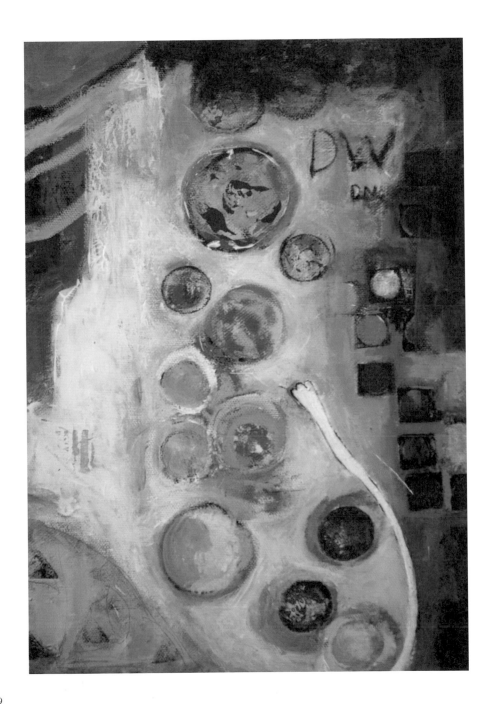

07 月亮的話

眼淚
在月光下的海平面
成為最平靜的一艘船
微笑
在海風溫柔擁抱中
宛如天賜的一處聖地

愛
有時會帶給我們一些眼淚
那是為了滋養
愛
有時會給我們來一些微笑
那是為了綻放
愛
有時會讓我們有一些氣餒
那是為了舒展

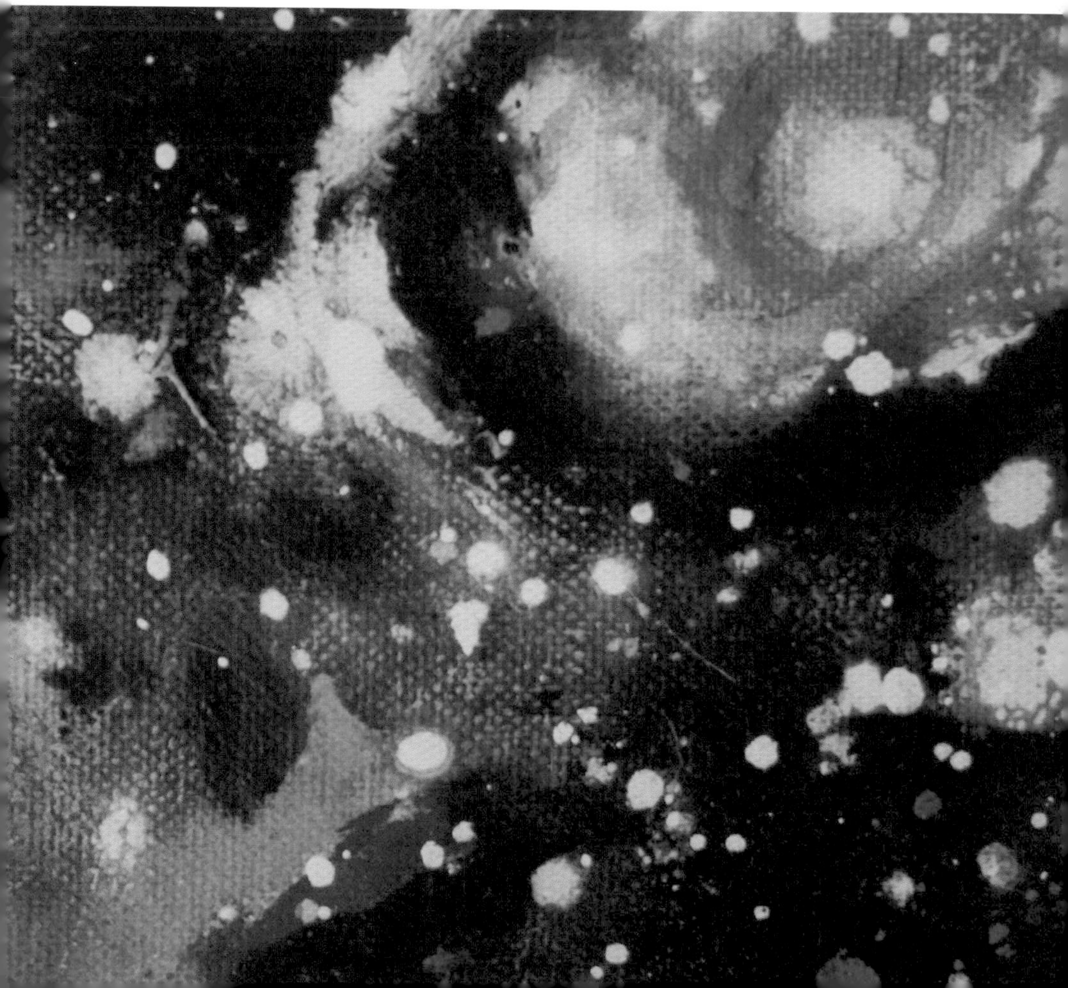

愛
有時也讓我們多一些委屈
那是為了包容
愛
將我的手
輕輕地放在你心上
修復在愛裡最絢爛的平淡
愛
將大海的風
輕輕吻在你臉上
修復在心裡最渺小的浩瀚

別忘了
累了
就停下來曬個月光
累了
就學會哼首歌
放下

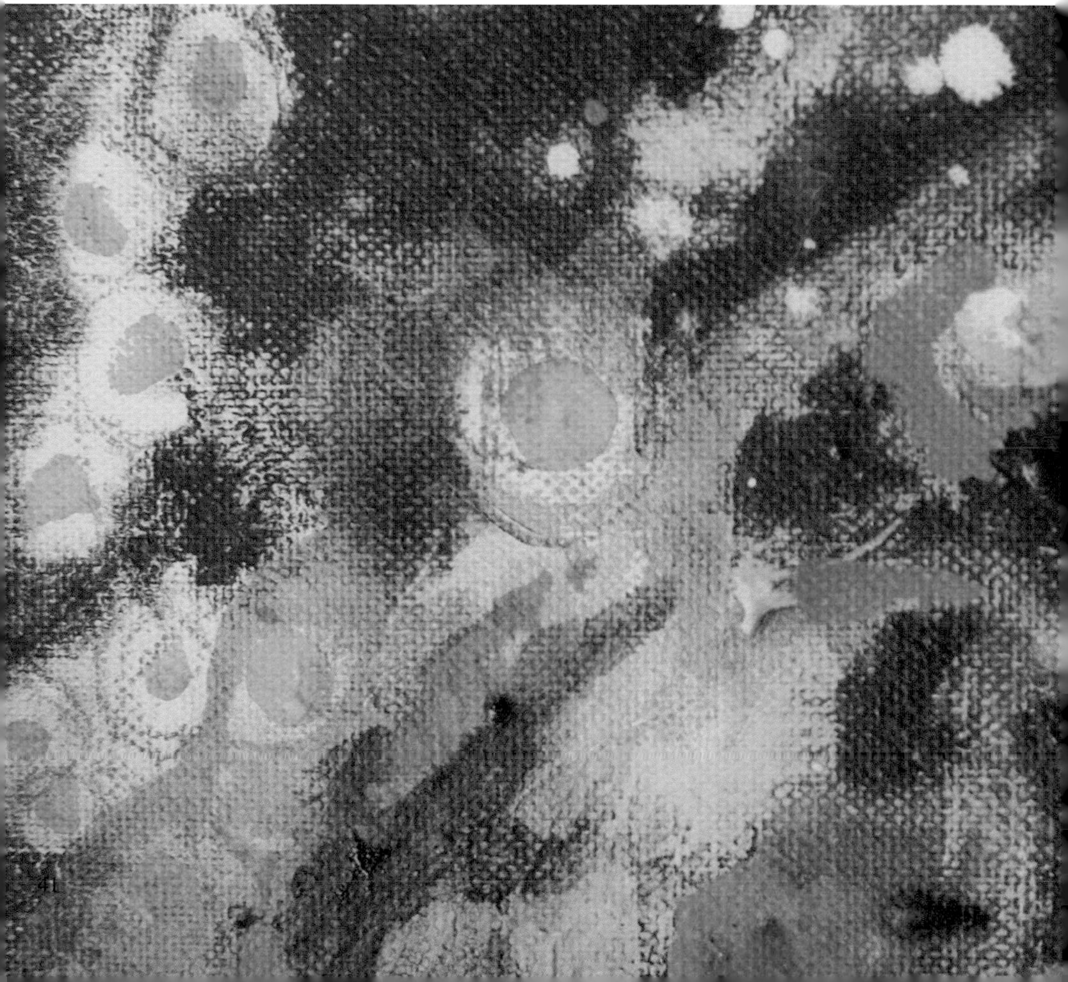

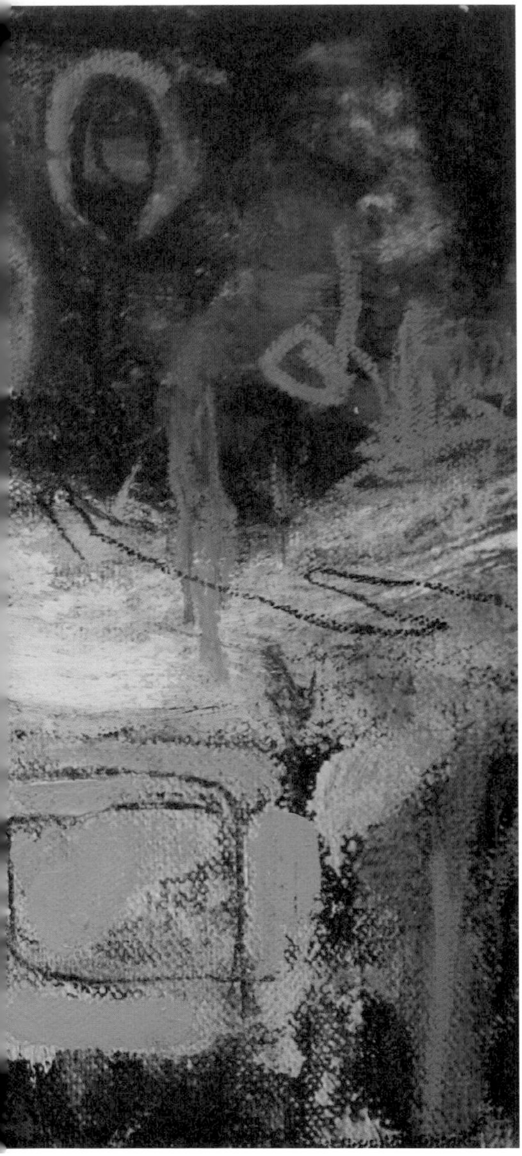

08

左心房的話

莓果色澤滑過公園裡的溜滑梯
風箏吶喊我看見移動的心跳聲

我　前進
愛　重疊
你　移動

高歌　你
沸騰　愛
懵懂　我

照片儲存風
帶來上揚的嘴角
閃光燈喚醒靈魂
沉睡的祭典
和弦住進了左心房適合懷念
日記裡繼續每一篇幅的修改

生命　從來不複雜
每個階段都是精緻的奇遇
前進
沸騰
一口氣跑到愛的盡頭
閃亮全宇宙

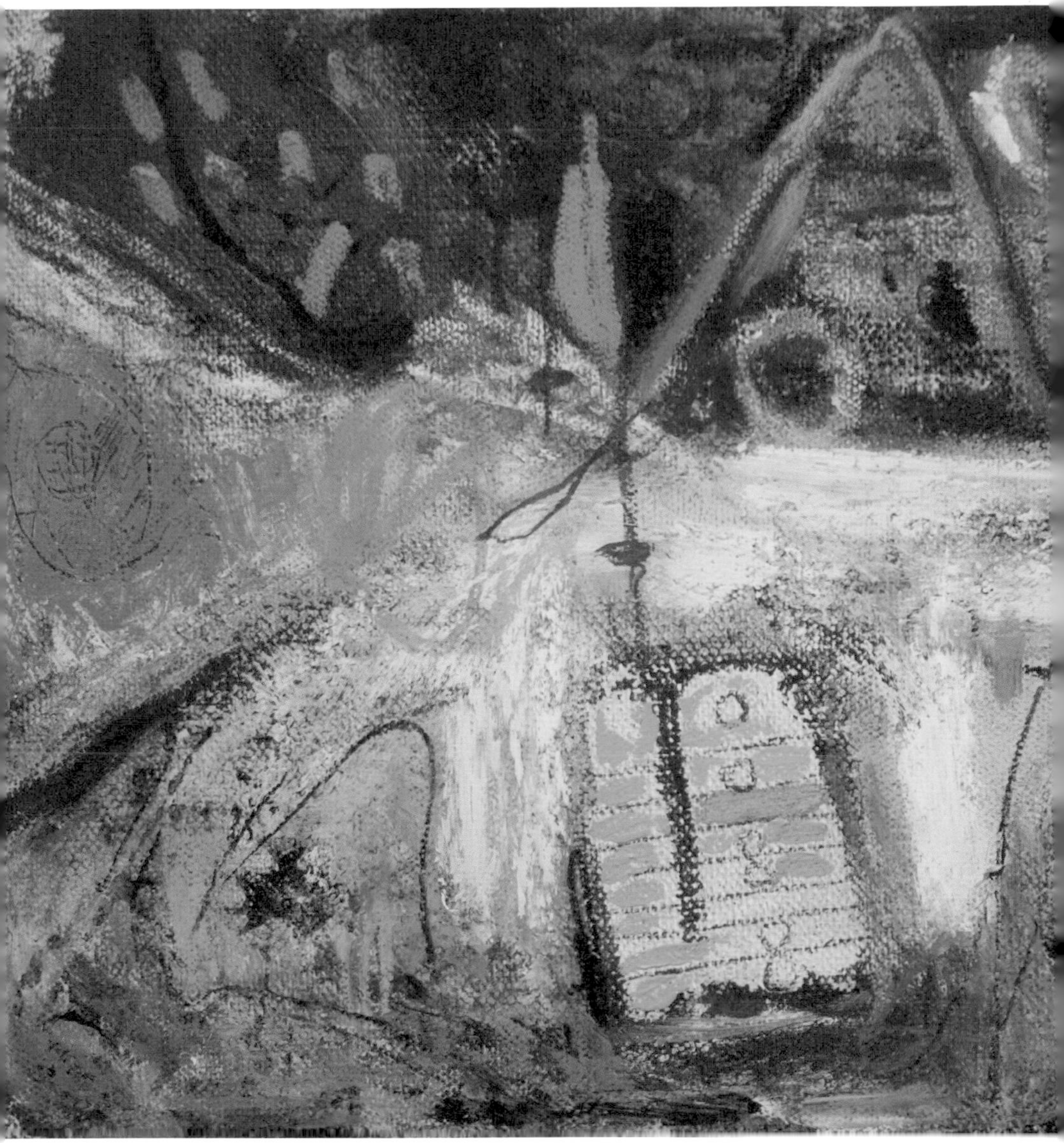

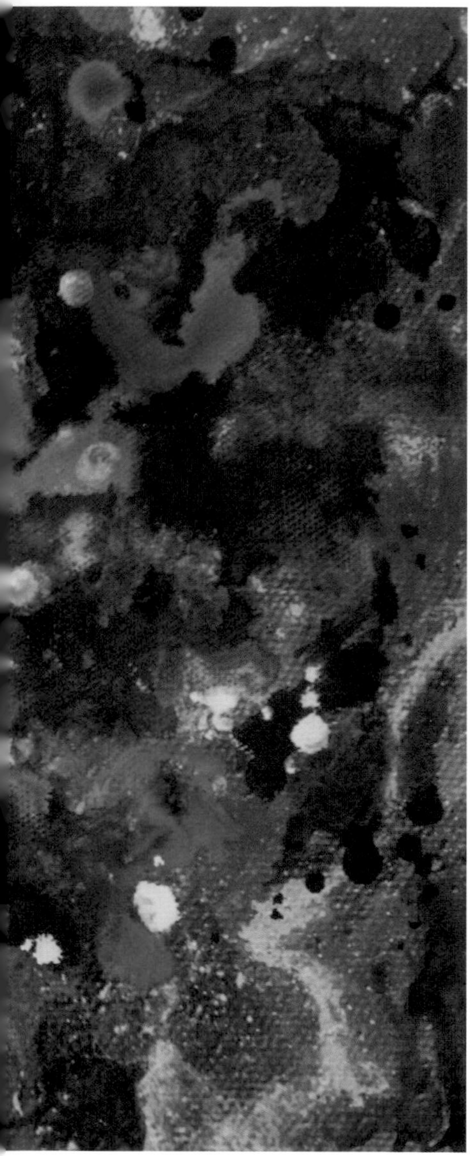

09

獨處的話

灰濛濛的顏色
是靈感來臨的徵兆
慷慨擁抱黑暗
用最柔和的溫度靠近

在獨處時
湖面上的倒影
滿眼都是你的笑
車窗裡的霧氣
轉成一首低調的歌

祕魯香脂可以擴散愛的力量
冥想在不透明的氣味裡
覺察了整個身體就是一個小宇宙

走路一個人　可以靠近浪漫
旅行一個人　可以體驗隨性
晚餐一個人　可以享受確幸

獨處是必要的一個儀式
獨處是一份簡單裡不簡單的愛

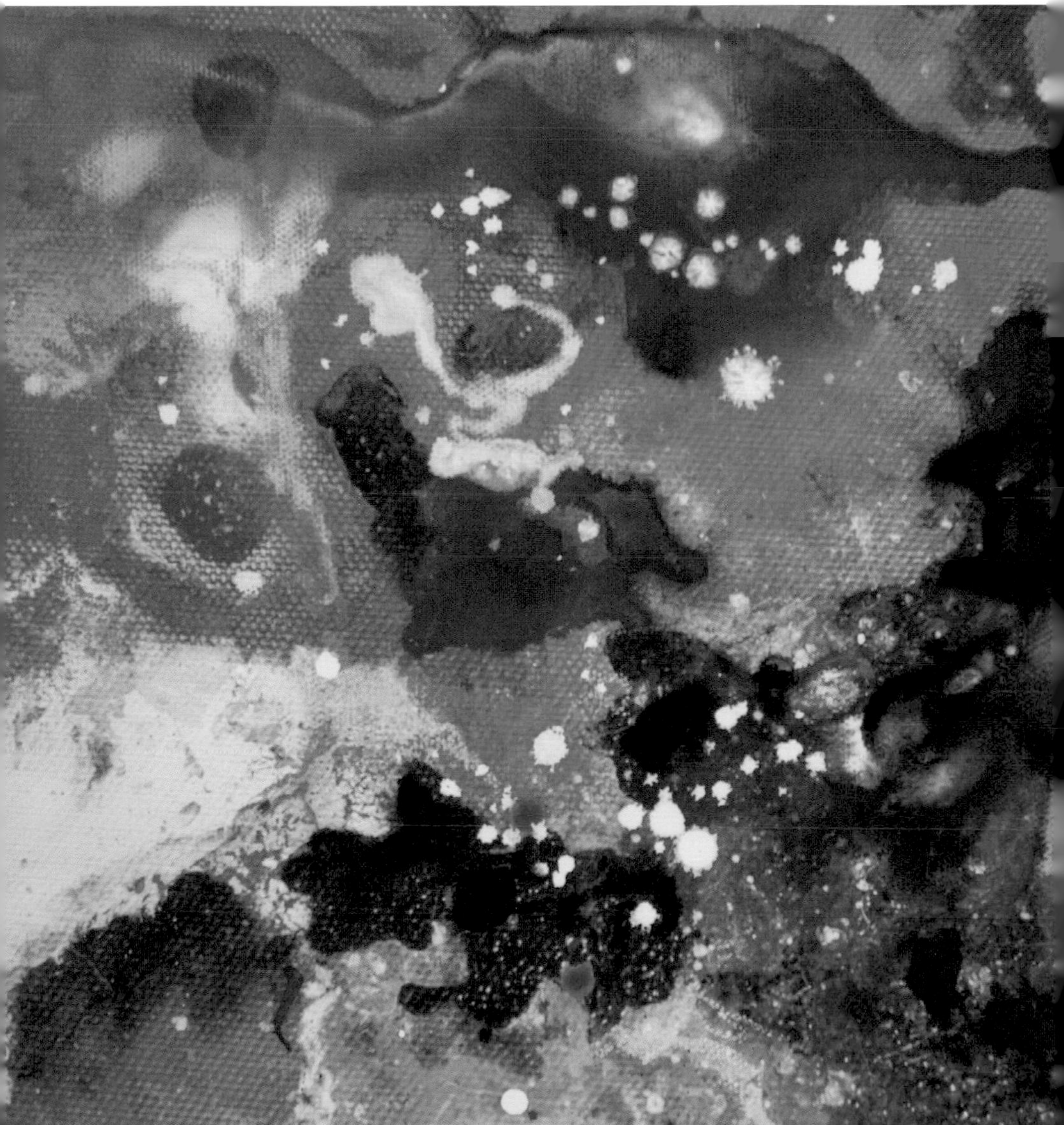

天使的話

10

在顏色中找尋光影的訊息
呼吸　眨眼
時間在靜瑟失溫牆壁上移動

天使：凝望熱情可以感染失溫的記憶
天使：淚水洗滌心靈修復逃避的現實
天使：疼痛可以讓生命變得更加堅強
天使：跌倒是讓下一步更加穩定扎實
天使：會失去的是真理是真正的擁有

我說
在呼吸的瞬間藏著一股前行的力量
這股力量可以看見好久不見的自己
允許自己的心在哭、在笑、在糾結
允許時間任性、空氣流蕩

從天空到大地　繼續那些未完成的夢
那小心翼翼的怯
最終也會化成一道彩虹　飛翔在雲端

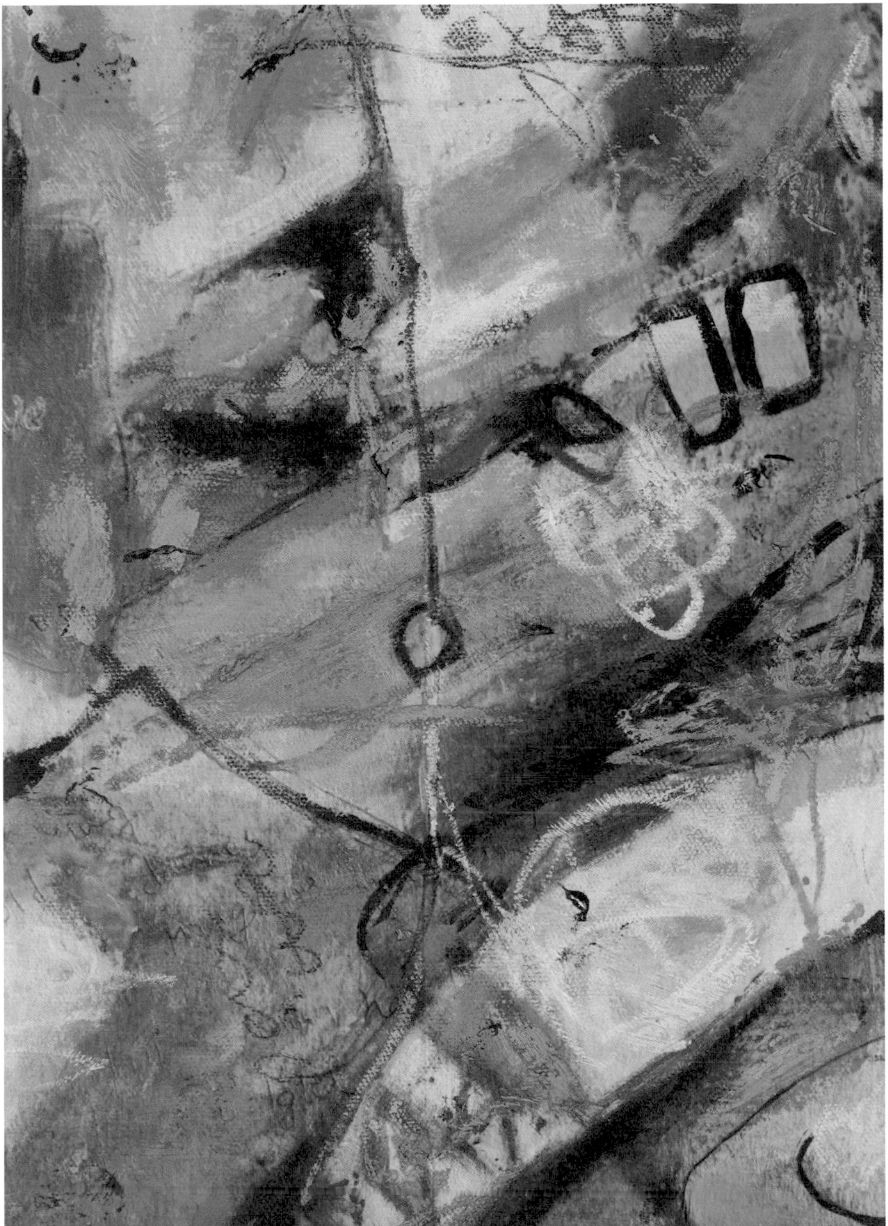

11

心裡的話

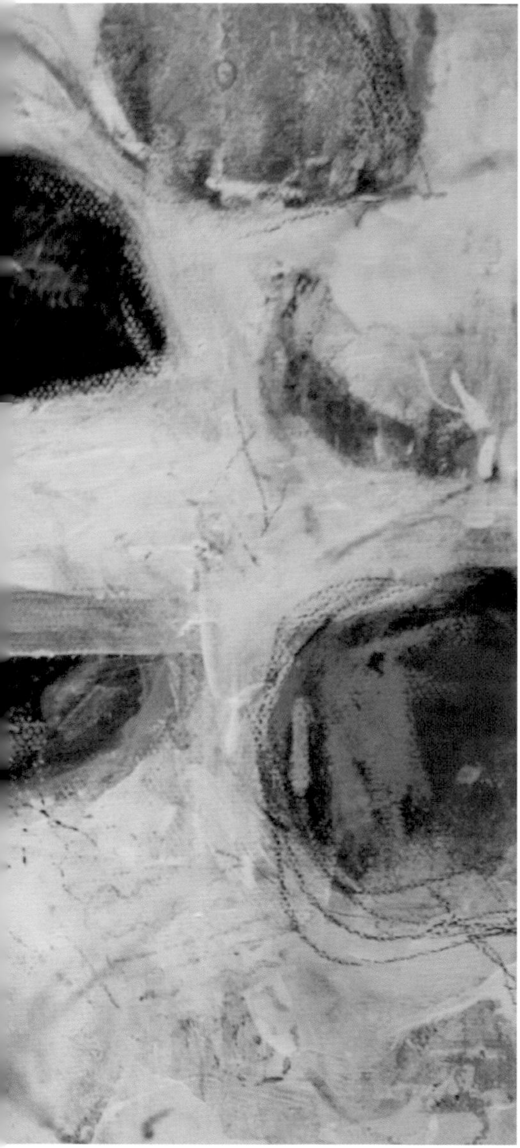

細心一點
看著心裡的變化

傾聽一下
聽著內在的對話

如果
只是不捨離開、恐懼分離
只是習慣依賴、害怕孤獨

這樣
只是會讓愛離我們更遙遠

有沒有想過
或許離開
可以喚醒我們生命裡新的選單
當我們對著生命吶喊而沒回應時
不要氣餒也不要絕望
我們只是還沒看見愛已經在發芽

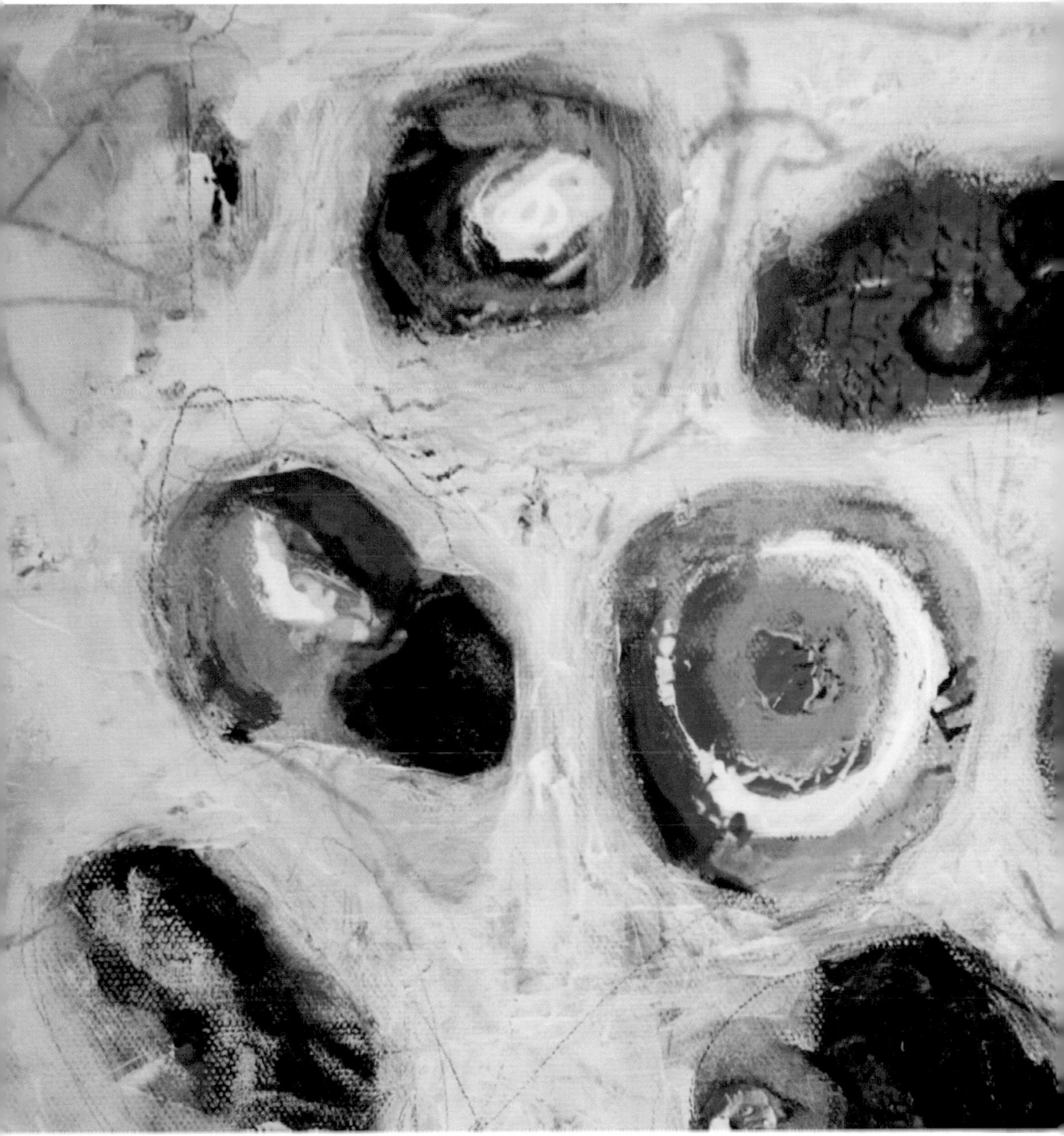

12

放手的話

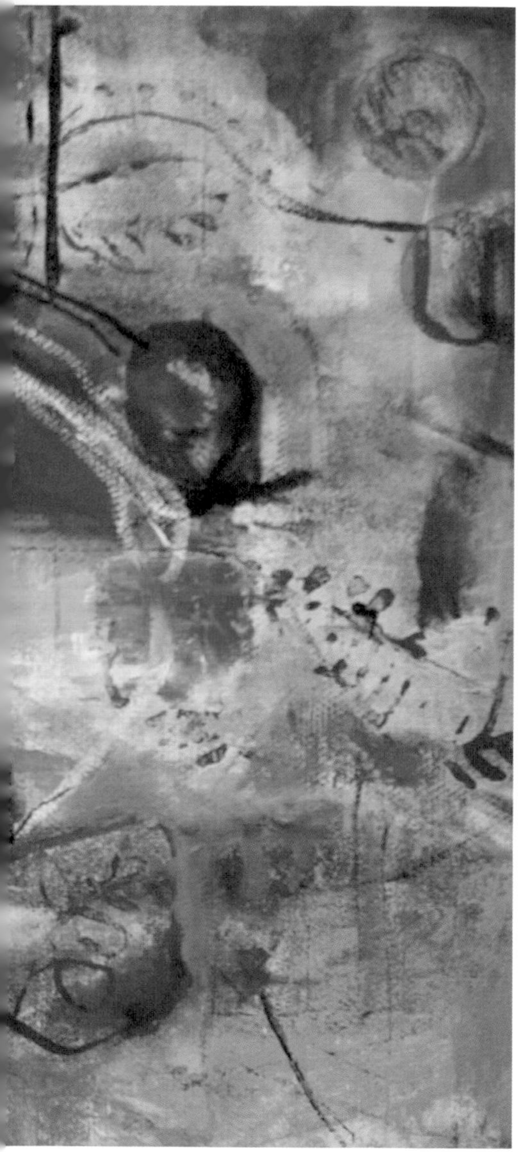

麥田裡的麥穗飛舞
森林邊不息的泉水
草原上的兔子奔跑
沙灘上擁抱的情侶

後青春期的叛逆
需要放縱的空間
愛喝酒的就喝吧
愛旅行的人就走到世界的盡頭吧
想大哭一場的就任性的淚流吧

這些路過的痕跡　是一場儀式
把愛攤在陽光下
最終
成為　你我最隱藏的安慰

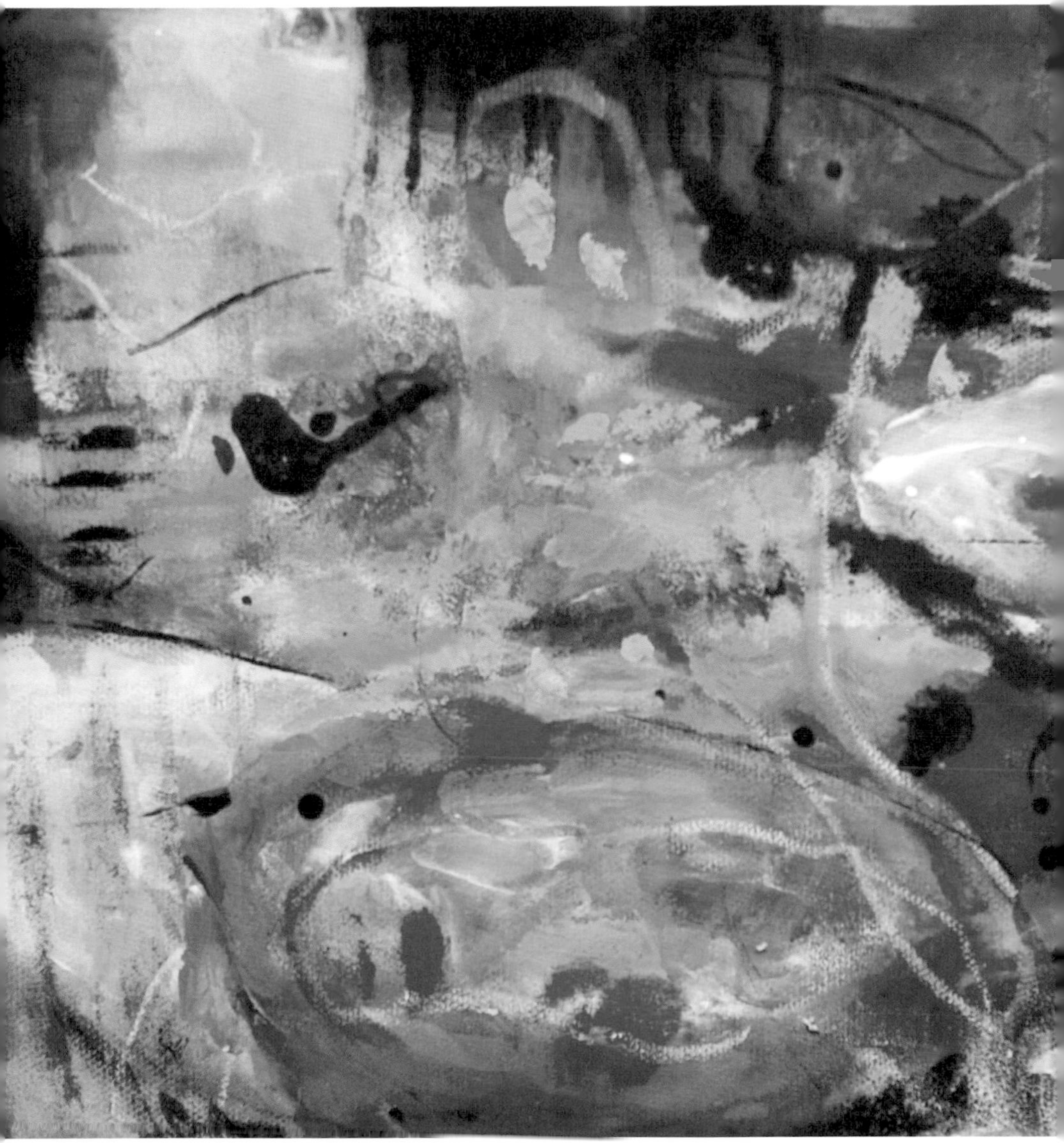

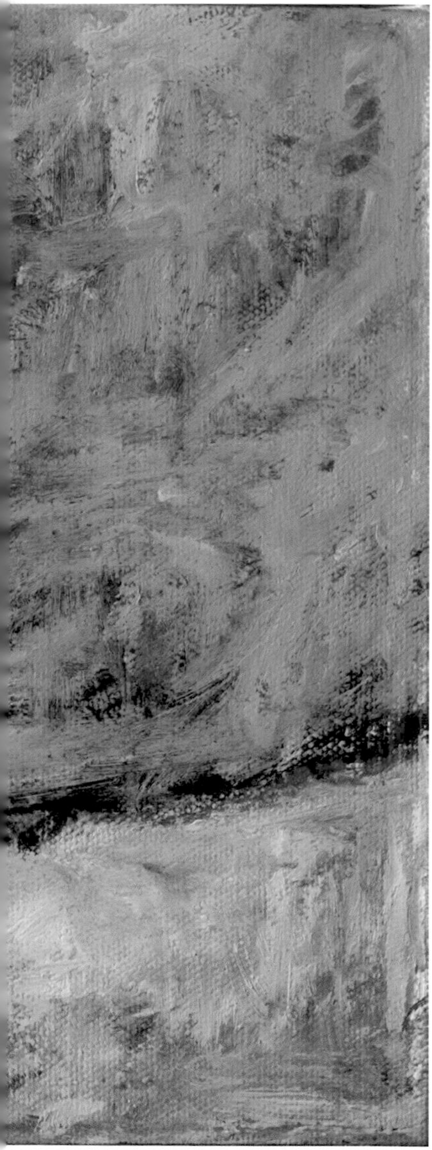

13

晚安的話

寂靜是凌晨 1:57 的味道

永晝定是最漫長季節
黑夜藏著最無盡輪迴
無力感受　浮出水面
無奈感受　半夜相見

閉上眼睛距離就會消失
呼吸之間就住著一種愛
被愛的感受　只有在安靜時浮出水面
被愛的感受　只有柔軟時才和你相見

幸福是凌晨 1:57 的味道
沒有預告　沒有想念
繁星流放無止境失眠的夜
有星星的指引　有風在呼吸
有最安靜的黑色述說著明日的勇氣

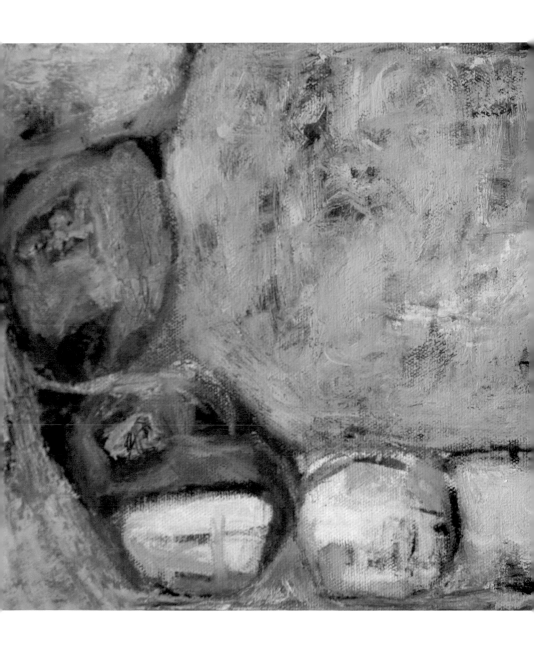

14

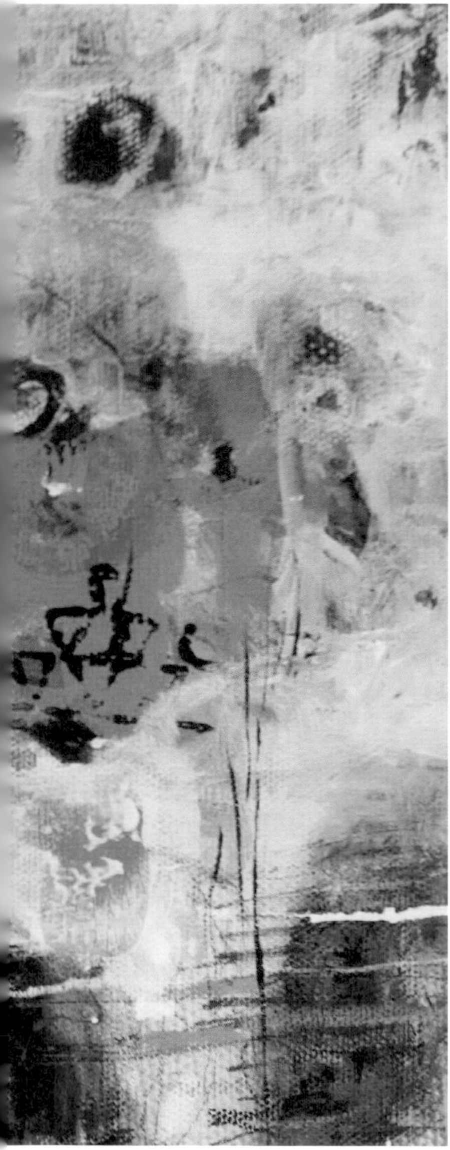

寧靜的話

你聽到　呼吸的心跳聲
你聽到　水滴拉提著和弦
你聽到　星空下貓頭鷹在呢喃
你聽到　森林裡樹葉將起舞
你聽到　不放棄雀躍靠近夢想
你聽到　愛你的人遙遠在回應
你聽到　貓咪呼嚕呼嚕聲在療癒
你聽到　恐懼想表達對你的愛
你聽到　擔心是儲藏害怕的密室

寧靜
是傳遞訊息的媒介

未知的訊號
狂亂的象徵
暫停的表情

把寧靜添加到生活裡的一個小聚會吧

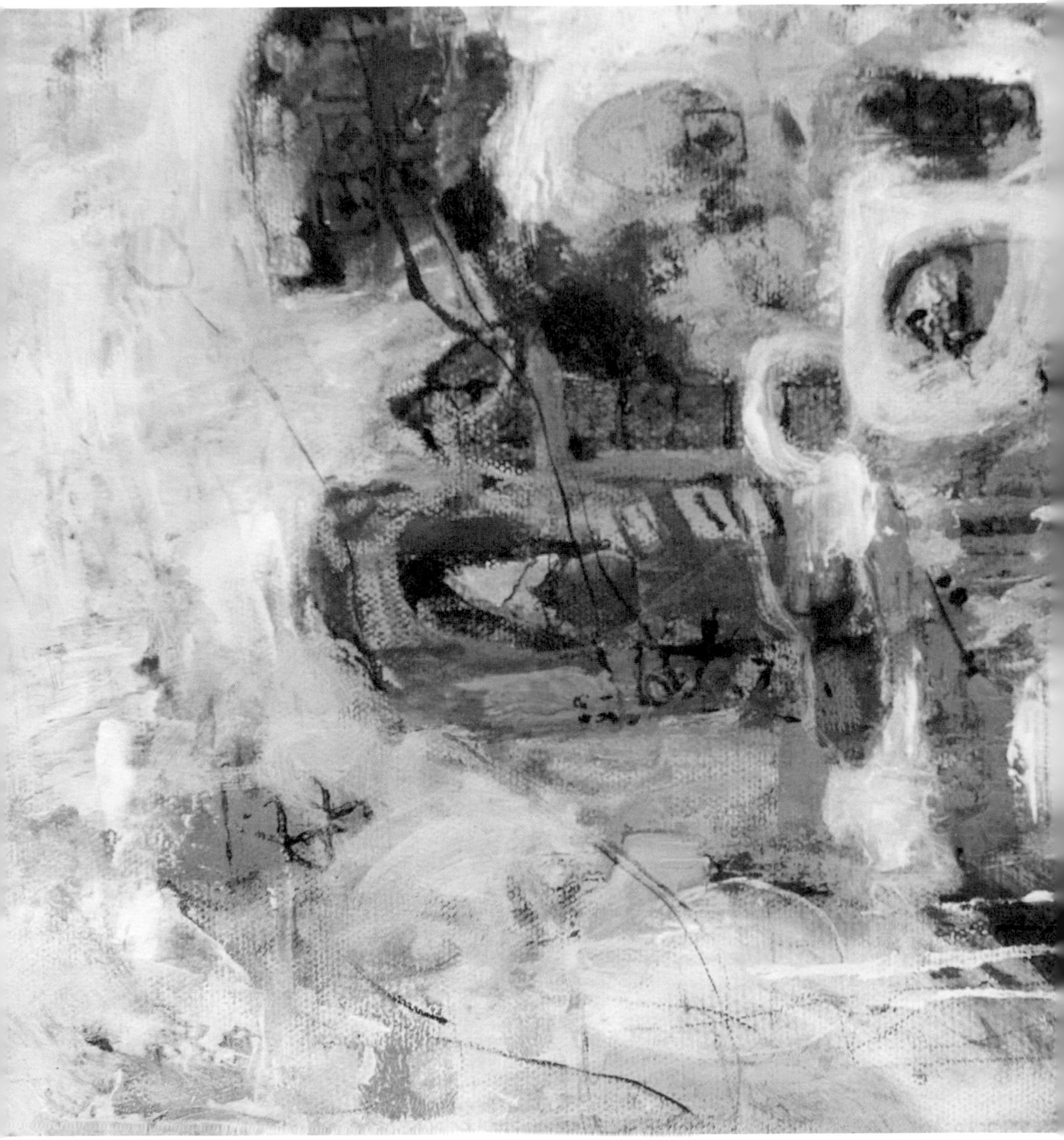

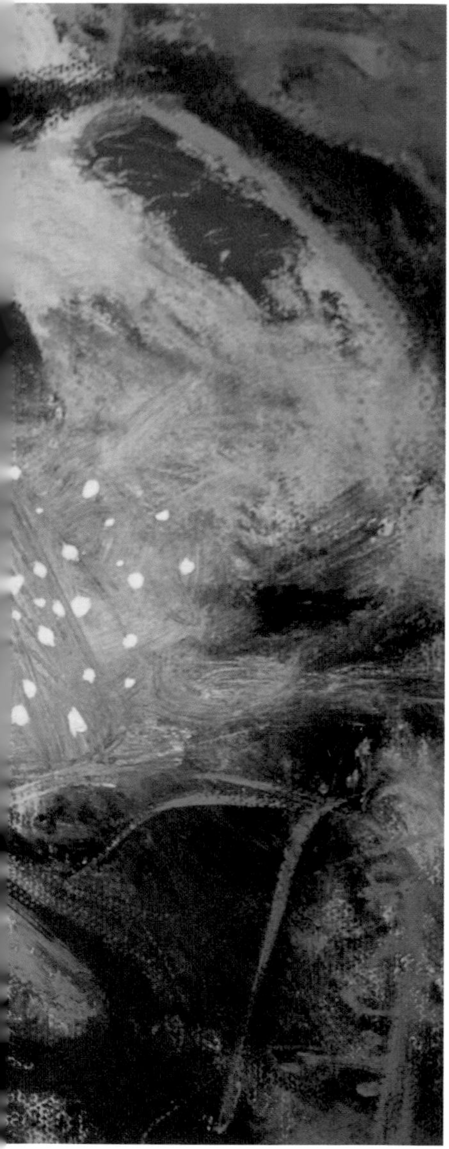

15

和解的話

金黃色的光
穿越了臉頰、浪花、還有創世紀的夏娃
淡藍色的光
淨化了思想、信念、還有虛假的心慌
氧氣將過往醞釀成年華
日記與頑固的自己和解
用溫柔來對待
是每一個對自己最寬容的承諾

幸福的姿態可以恆久
在這如此美麗的地球裡
一起用愛修復靈魂的輪廓

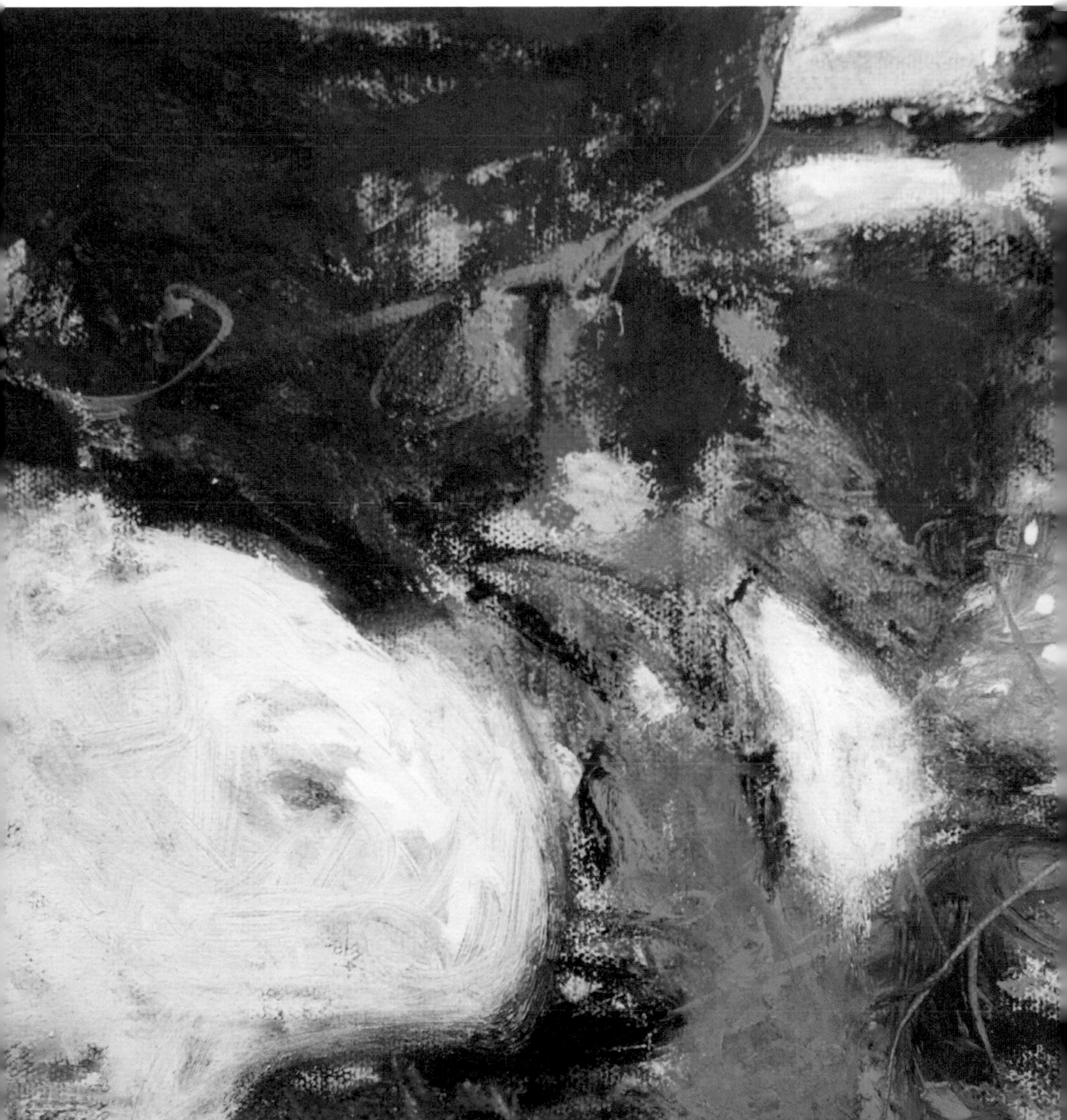

第二空間　啟動創造

靈感、挑戰、擴大、整合、顯化、超越想像。

宇宙創造萬象，創造數千萬種生物，千奇百怪，無奇不有，就是等同於造物者的創造能量。

第一步驟，讓自己進入寧靜的狀態中，就很容易啟動「創造」這個頻率。你可以試著想像，在過去的生命中，當我們暴躁、憤怒，或著是太開心的時候，很容易擁有創造性的火花，因為在那一刻，我們很容易感知到自己的感受。

失戀的作詞家，在他們痛苦的要命的時候，寫出了傷心情歌，療癒了很多傷心的人。失戀雖苦，但倘若他們心裡沒有寧靜的片刻，也無法把淚水轉換成句句扣人心弦。

你也一定有過這樣的經驗，到了一間餐廳，感受到特別的氛圍，感受到廚師本人很愛食物、很愛料理、甚至很重視保護環境，於是又感覺到他對工作的熱情、他的喜悅，他會用原汁原味、新鮮的食材驚艷你的味蕾，而這些廚師創造的頻率帶給了用餐人的美好體

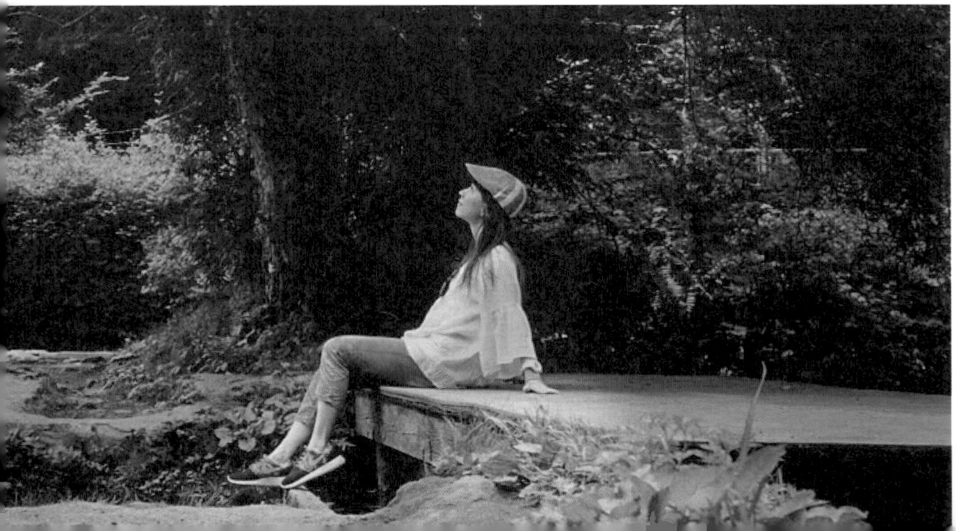

驗。

工作的靈感，新的生活模式，不同關係裡的支持，會不斷地出現在第三次元的日常中。

用完了一個靈感，就會再出現第二個靈感，宇宙的能量就為供應給生活中的我們。

「創造」也是我很喜歡的工具，這個工具有點挑戰性，就像練瑜珈要拉筋一樣，生命也需要擴張伸展的。

然而，把放大鏡放在對的地方很重要，當你來到了「創造」，請像個孩子一樣，別怕對錯，多些嘗試，第一個想法失敗了，就換第二個想法，多給自己失敗的機會。

沒錯！就是要多給自己有失敗的機會，因為在地球的生活中，所有的美好都不是偶然的，是必須嘗試、必須付出的。

擁抱靈感、產生行動、創造結果。

在這個看似是雞飛狗跳的世界，若是改用創意與調皮來撫慰，世界也會以新的創意來回應。

我相信，你也會跟我一樣，喜歡創造新的事物，一玩就上癮了。

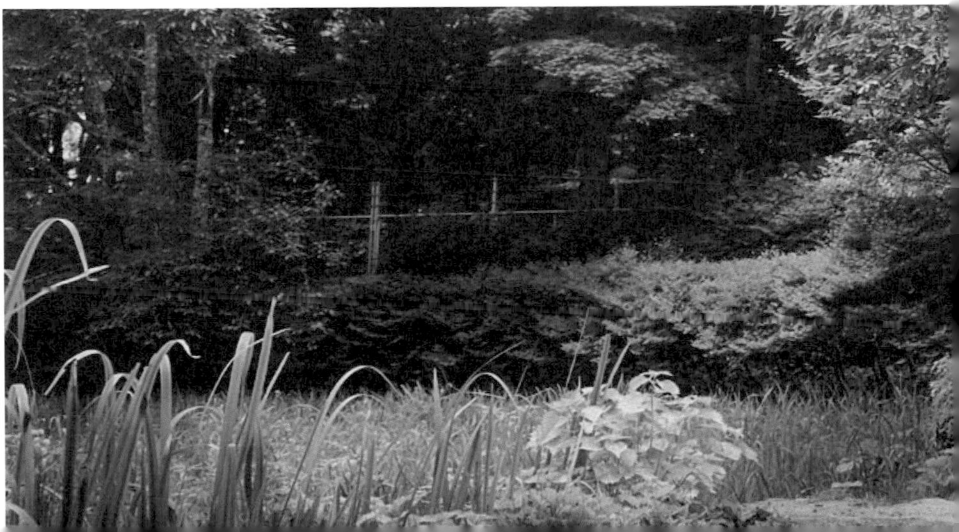

16 活得講究，愛不會很將就

不久之前（二〇一七）《食尚玩家》主持人「浩角翔起」中的浩子，在走過二十幾個國家、吃遍美食、玩遍世界後，毅然決定在兒子上小學前，帶著全家環遊世界。

看見這樣的新聞，覺得浩子簡直就是帥翻了——他帶著小孩老婆，把世界當成一本書，全家一起閱讀。但身邊的朋友卻嘆氣說，哎~還不是因為他們有錢。而我卻說：不~這跟錢無關，這是一種價值觀。

我認為，玩樂可以成就學習，而旅行是為了嘗試；看遍這世界，則成了一種修行。

你要的老天都給得起

在我大學畢業那一年，心裡有一個清晰的聲音，它說：「希臘」。

剛畢業的我，一個月的收入扣去房租、三餐以及助學貸款，就足以將我每個月的薪水消滅殆盡。因此，不用妄想可以存錢，只要能不負債，就要偷笑了。

然而，工作忙碌之餘，心裡總會突然想著：要怎樣才能達成希臘之旅同時兼顧生活開銷？這時迫於生活的壓力，焦慮倏地全湧上來。然而，最後我的心裡總會出現一句話：老娘，不（錢）服（哪）輸（來）！

那時是個上班族，工作時間很長，加班熬夜是常態。為了有更多時間增加額外收入，我就更用力的上班、更專注地工作、提高我的效率，下班後就有餘力接案子。

當時的我什麼案子都接，就算有些價格真的很差，還是忍著心裡的不爽與委屈，一律就是先接了再說。

用力一闖，把後門關起來

一兩個月後，我跟這些外包公司的配合逐漸有了默契，設計費也提高了些，就這樣不到半年的時間，旅費自然而然地飛向我而來。

我成就了自己一個小小的夢想。

回想一下當時的我：破蛹而出，像一隻蝴蝶一樣，如願經驗了一直以來所嚮往的世界。

我在希臘的伊亞看日落，在聖托里尼迷人的夜景裡享受調酒；我在米克諾斯對著蔚藍的海水發呆、做夢，在雅典壯觀的神殿中與歷史對話！我也在派特農神殿遺跡戶外劇場裡，對著老外大聲唱出「月亮代表我的心」……

很慶幸，當時有如此強烈地意願，朝著一個目標前進。兼差一份不夠就兩份，兩份不夠就三份，完成夢想是我「唯一」的目標。

在這一次成功的經驗後，我往後的生命，做任何事情，成功的機率就大幅度提升。也許對有些人來說，這件事根本不算什麼。但我很感謝當時的自己的用力一闖，把後門關起來，堅定地告訴自己：沒有後路了！只許前進，不許後退。

我的生命自此有了一個良性迴圈。往後，一旦確立了目標，無論如何我都會做到。

一起在生命劇本中玩樂，一起製造幸福

旅行成了我生活中的移動教室，每次在設計一場旅行時，往往都要花上一段時間，不僅要感受內心的直覺、內心的聲音，再順著直覺真正聽到內心那份指引，然後一一放進我那龜毛又講究的旅行中，創造出步步的驚喜。

講究！對，我很講究細節。

如果你活得很講究、玩得很講究……過得很講究，那麼愛就不會「將就」，你也就不會走到將就、委屈的命運中。

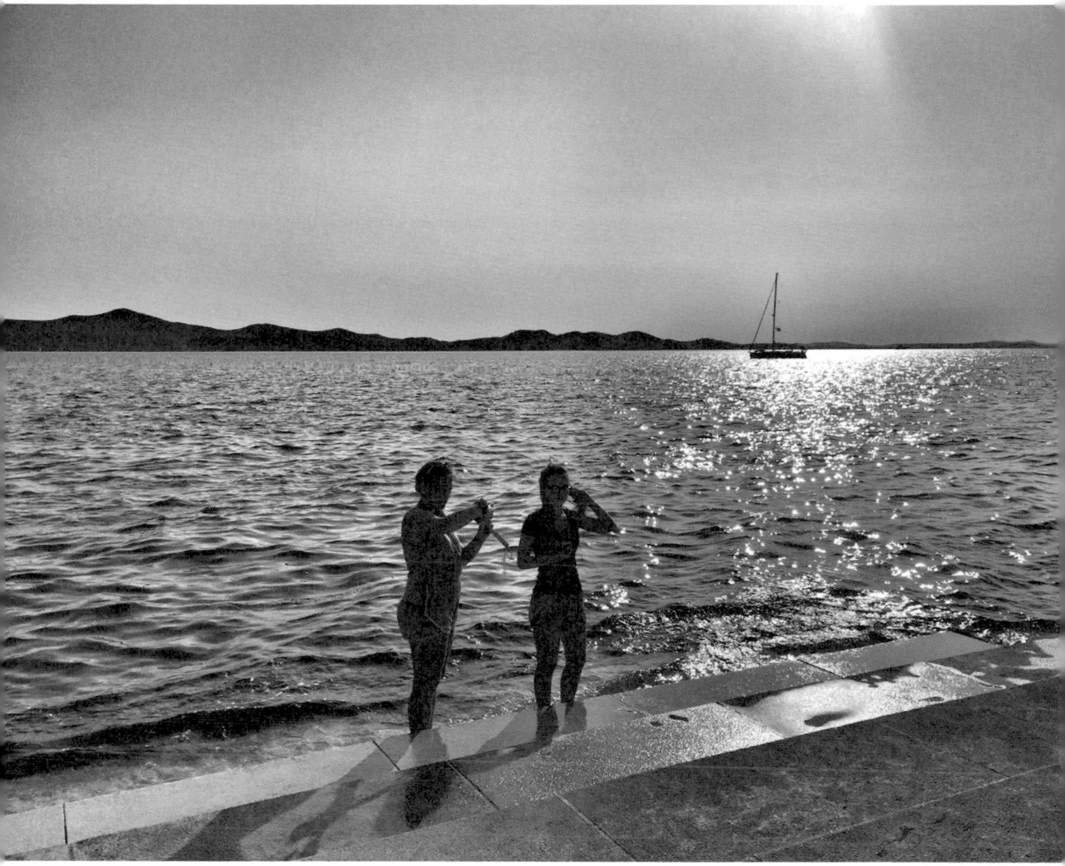

如此說來，你早早就對自己的未來下定論嗎？或很認命地以為一輩子就這樣平淡無奇了？那些好命的、享受的人生故事，那些冒險暢快的日常故事，你全宿命地認為全都與自己無關嗎？

事實上，地球正處在一個無與倫比、特殊的時代，請跟我一起玩樂你的生命劇本，然後一起製造幸福吧。

如果你還在告訴自己要「不怕辛勞」的信念，那我想支持你用「不怕嘗鮮」的信念去轉變。

如果你還在告訴自己要「我在等待」的信念，那我想支持你用「我要尋找」的信念去轉變。

我深信，一個願意讓自己走出家門體驗生命、認識壯闊世界的人，不管未來要面臨多少艱難險阻，都會成為別人眼中羨慕的那個主角，會是永遠被老天寵愛的幸運兒。

接下來，開始獲得屬於自己的成功經驗。最後，那些內心過去的悲傷、歎息都會轉化成心裡的一句驚嘆——

老娘，成（沒）就（在）感（怕）！

17 你不用最棒、最成功，但你要最自在

一位朋友問我：「我觀察了很久，大部分的人都會因為情緒而影響生活，有些人還因此困滯不前。妳也是個有情緒的人，甚至還有點愛生氣，為什麼情緒不但不會影響妳，還可以為妳在生命中創造不同驚喜？」

我笑笑地說，大概是因為我喜歡跟情緒合作吧。

試著回想了一下，當的我情緒就要大爆發時，我所做的第一件事是什麼？我是否強迫自己不斷地深呼吸，把內在快要爆發的情緒排解掉？是否立馬檢討生命發生了什麼事，這個情緒要帶什麼禮物給我？我是否告訴自己，放下吧！說服自己把這個情緒轉換為正面力量，生命就會越來越好……以上全都不會發生在我身上。因為我不會想馬上脫胎換骨，也不會想馬上砍掉內心的那些糾結、那些倔強。

「生命是可行的」意指生命的每一個細節都需要被重視。就算是憤怒、就算是挫折這類的情

緒也是一樣。

當我有情緒時，我的第一步是：感受它、接受它、暫停我的下一步，一直到不再有情緒時，才做決定。

正面力量不是唯一的生命動力

不管是在伴侶關係、合作夥伴、家庭相處上，情緒是很重要的指南針。它讓我們清楚知道自己當下的狀態，也提醒我們重新審視這是自己想要前往的方向嗎？不是，就去重新調整。是，就繼續去創造。

面對情緒，我有兩個常用的情緒通關密語，送給大家：

「我的情緒讓我明白，這並不是我想要繼續創造下去的。我選擇重新設定新的方向。」

「我是有情緒的，但這都不影響我所想要創造的，我會繼續執行下去。」

請記得，正面力量不是唯一的生命動力，任何情緒的發生，都可以帶著我們去創造生命更多的可能性。

「七次元情緒通關密語」

整理幾件讓你有情緒的事，用「七次元情緒通關密語」來釐清自己的狀態。

1 ________事件讓我感到憤怒，但仍都不影響我想前進的決心。

2 ________的關係讓我感到心碎，但不影響我尋找幸福的步伐。

3 ________的錯誤讓我感到挫折，但我依舊勇於創造我想要的人生。

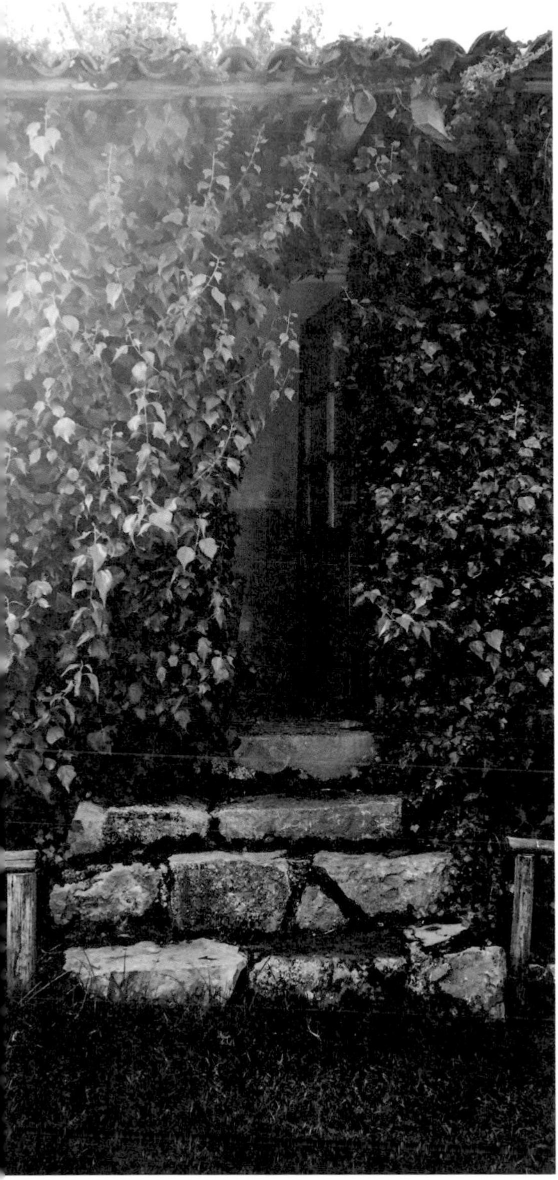

18 預備跟過去的自己和解了嗎？

不久前學生透過微信告訴我一件讓我感動又驕傲的故事。

她，一位單親媽媽，獨力扶養兒子長大。有一天，她十五歲的兒子告訴她，想要獨自去尋找父親。

兩個靈魂前世的約定，讓他們今生成為了母子，關係是親人，生活像朋友，相互陪伴，一同學習、一起旅行。有一次，媽媽要外出上課，孩子竟這樣跟媽媽說，「我會負責照顧好自己，妳也要負責成為妳自己。」

這十三年來，他們做到了，創造了一幕幕生命不可思議的篇章。

一直到孩子十五歲了，對她說「想要自己一個人旅行，以及要去尋找未曾見過面的父親」，這位媽媽對孩子是全然信任的，她對孩子的心願決定給予祝福。

於是孩子便獨自踏上了旅程。

聽到這裡，我打從心裡佩服這位媽媽——她對於自己的命運一句抱怨也沒有，從未陷入過度依賴孩子的情結，也沒讓孩子成為自己生活全部重心。

我看過不少為人父母的，內心匱乏、對自己沒有自信，於是總是讓孩子成天黏著、巴著，享受被需要、被擁有的存在感，藉此滿足自己。

這是個很可怕的循環。對孩子來說，因而變得過度依賴而長不大；對大人來說，則不斷地追加對孩子的依賴，一直到完全沒有自己。

所以，請務必要記得，不管是在婚姻、或親子關係裡都是為了讓我們鍛鍊在關係裡的學習，孩子是為了豐富我們成為一位媽媽的體驗，老公是為了幫助我們體驗成為連自己都愛自己的女人。

一張早已沒人住的地址，仍然抱著一份希望

按著一張記憶中的舊地址，飛越了千里，孩子卻沒有找到想找的人，只從鄰居口中得知父親這邊的親人都已搬回了老家。毫不猶豫的他馬上下了決定，再次鼓起勇氣搭上車子，探索另一個他從未到過、完全不熟悉的城市。

他心裡只想一個顧目標，就是找到他至親所在的故鄉。

他告訴媽媽：「請放心，我會照顧好自己。如果找不到爸爸，那就當作我是去了一趟旅行

吧！」

幾經波折的尋找，孩子打來了一通電話。

孩子說：「媽媽，我身邊現在站著一個人，他想和你說說話。」

此時電話那頭傳來了一個既熟悉又久違的聲音……

「這些年妳好嗎？還是一個人？

我對不起妳。

對不起。

我對不起你們。」

輕輕的一句對不起，讓她明白這些年他也背負了許多愧疚在活著。突然間，長久以來心裡有一塊「總是假裝自己很好」、「假裝沒事」的她，這時完全放下了。

不管當時是什麼樣的原因兩個人分開了，這些年又有多少的心路歷程，在這一刻因為她願意放手，讓三個有著深深羈絆的靈魂都有了自己的出口。他們不再互相捆綁束縛、不再緊抓著愧疚、對錯不放，而是讓彼此能夠在幸福的道路上各自歸位。

在「寬恕」和「放手」的力量支持下，她與過去的自己、心碎事件和解了，她獲得「迎接幸福」的禮物。

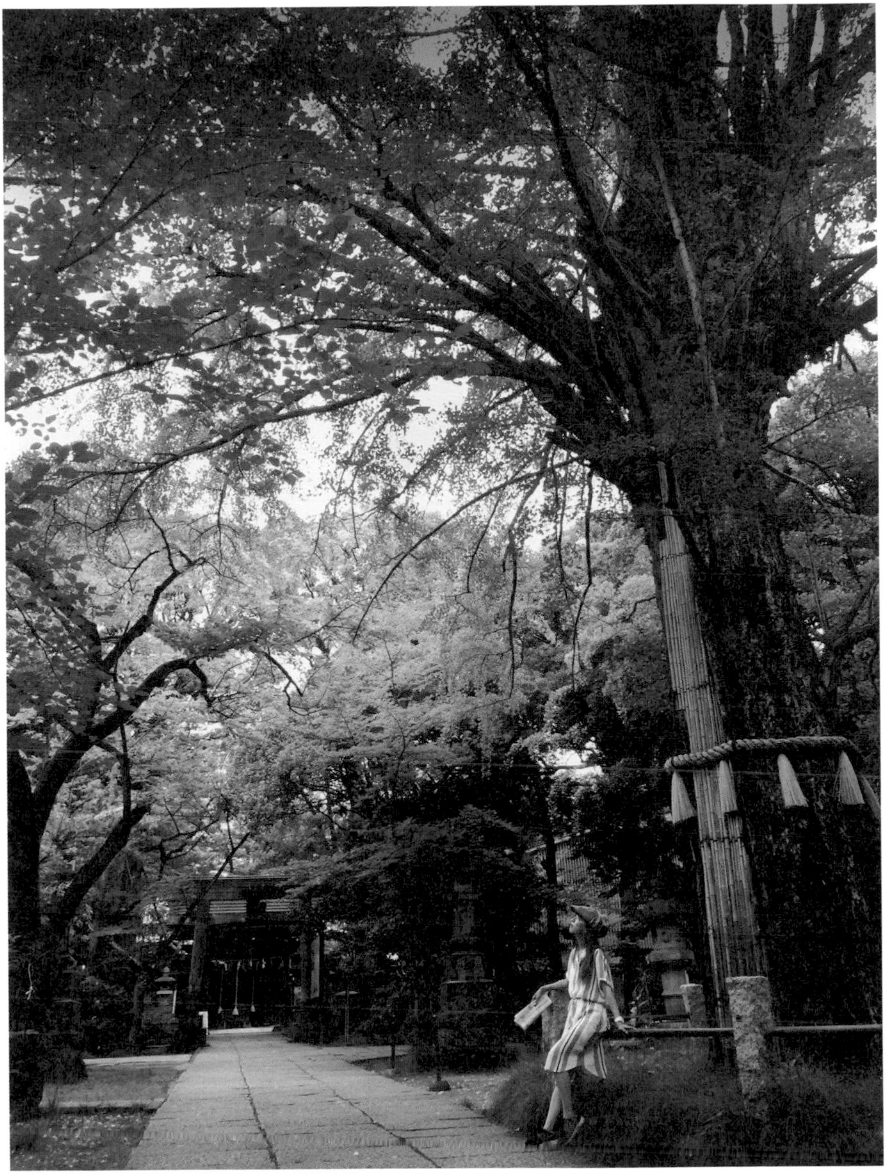

聽著她激動又興奮的訴說著屬於他的故事，我為她驕傲的笑著，因為在這段婚姻關係裡，她並沒有因為結果讓她失去了自己，沒有放縱自己狼狽地成為受害者，更沒有因此而草率地再進入另一段關係，反而是更清楚了自己的方向。

雖然在獨力撫養孩子的過程中母兼父職，卻也是個甜蜜的負荷。兩人在生命的過程裡，都擁有了創造自己生命最完整的力量。

你還在和自己打架嗎？

我們都是生命的勇士，或許曾經傷痕累累、血淚斑斑，但是生命的每一刻我們都可以重新替自己去做選擇。

選擇繼續和過去搏鬥、爭對錯，或是選擇和解、放下。

現在的你呢？

你是耗盡所有的力氣在與自己搏鬥，或是善用勇敢與智慧，為自己創造一幕幕奇跡篇章？

「鍛鍊放下、學會放手」的確有難度，但這過程卻是渡人也渡己。

上岸了，就會聞到花香，踏踏實實的踩在地面上，安全感向外是尋求不到的。

上岸了，意味著你終於願意與愛握手言和，與下一段關係共享溫柔。

上岸了，你也為自己的愛挪出了空間，而愛，就像一顆無敵大磁鐵。

你越在愛的能量裡，就越能輕鬆吸引更多幸福與豐盛來到你的生命。

那就是充滿美感的生命力。所以，親愛的你，我相信在未來的日子，你的最佳智慧與氣度，會不斷的成就你的生活。哪怕是安穩的家庭主婦，仍舊能夠不停止的學習；哪怕是相夫教子，依然可以完整地擁抱自己。歲月靜好，你仍是你。

我為你驕傲。

練習

1 整理自己的生命故事，找出一件你最想和解的事。

2 閉上眼睛，深呼吸。靜靜地詢問自己，「要和解」這件事最需要什麼力量及行動支援你？仔細去聆聽你內在的聲音。

3 想像當你運用支持力量及實際行動後，能夠獲得什麼樣的結果和生命禮物？

4 這一份禮物的力量將可以帶著你創造你生命裡的許多不可思議。給自己一個機會和期限，真正的去為自己和解、去創造這一份生命禮物。

19 不老妖精的養成

說來有點得意，很少有人可以馬上猜出我的年齡，祕訣是內外兼備的塗、抹、擦、喝來為身體做保養是基本功。

「開心的活」則是真正讓生命頻率都維持在年輕狀態的最重要的事。

很多人都會問我，到底怎麼樣才算「開心的活」、究竟要怎麼「活得開心」？

這個問題看似具體其實很抽象，聽起來很簡單、人人都懂，卻偏偏沒多少人能做到。

就好比我們的頭腦可以理解，但在生活上及行為的步調上半知不解。

也就是說，道理明白簡單，在生活上卻是另一回事。

對於我來說，「開心的活」就是讓生命走在一個連自己都會感到驕傲的過程，但這份驕傲不一定是來自於多大的豐功偉業或功成名就。

曾經看過一位上市上櫃公司的大老闆，白天工作開會、晚上應酬，假日還要陪客戶，搞得自己累得精疲力竭。有一次，這位大老闆突然發覺自己完全沒有一刻可以安靜下來享受生命，從此下定決心改變自己的現狀，不再為錢工作，而是活在生命的當下。

然後他開始覺察到：生活時驕傲是來自於自己的不委屈，聆聽自己，隨時讓自己浸淫在愛裡，真正的去創造自己想要的，才知道，原來給這份寧靜與空白，是種多麼可貴的生命品質。

孵化你的驕傲清單

從現在開始，為自己列一張清單。

創造讓自己驕傲的一切，讓生活中的喜、怒、哀、樂都能多一點彈性和從容。

為自己創造許多不同面向的生命角色，或許不是個個精彩絢爛，但卻一點兒也不平淡。

樂於在生活裡添加一些挑戰的元素，不讓自己只是安於現狀。

像個孩子一樣不斷地探索這個世界。

不再隱藏天賦所帶來的特質。

不拘泥於「該有的樣子」，就算孤芳自賞也樂於展現自己。

跟隨自己的心過日子，天天都是好日子。

在好日子裡，你就會是不老妖精的傳奇之一。

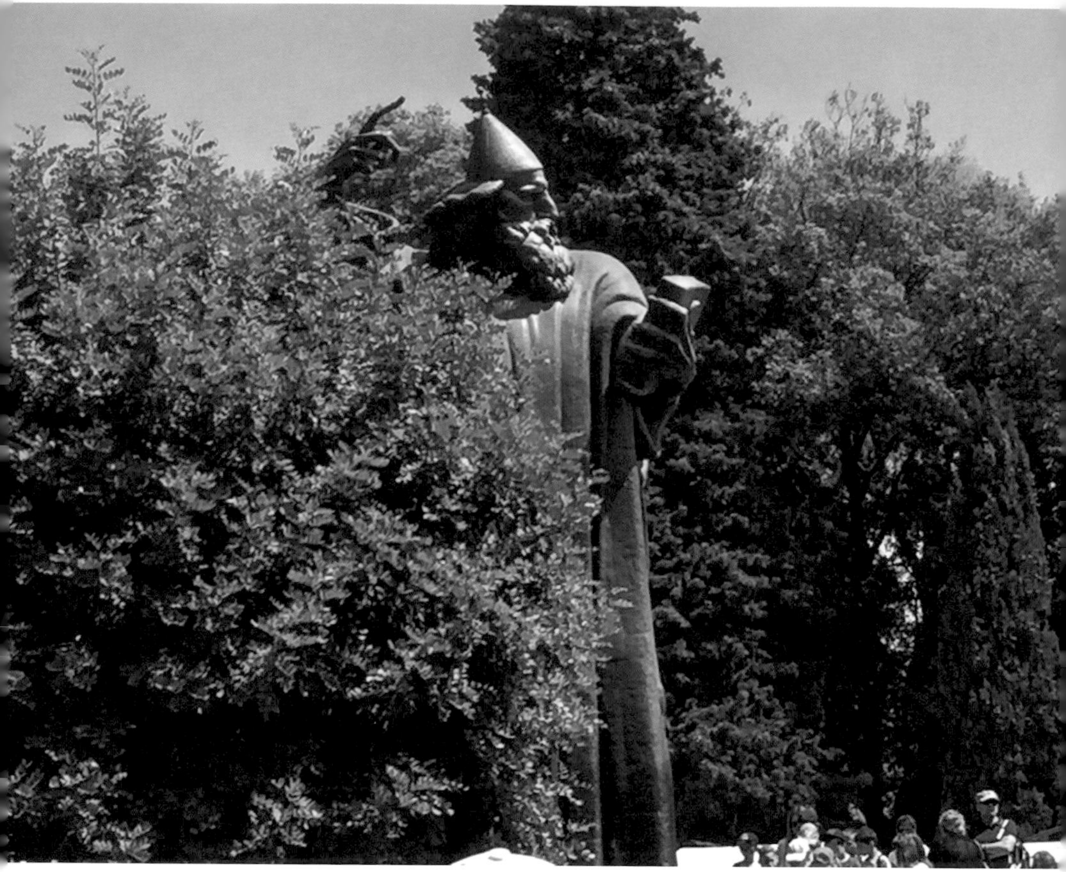

這就是我在過的生活。
立志要當個永遠讓大家猜不出年齡的不老妖精。
歡迎你也加入我的行列。

不老國度法則

儀式裡，要吃三顆糖。
洗澡時，放入五朵玫瑰花瓣。
走路時，不能看手機。
難過時，要哭出來。
睡醒時，要跟自己喜歡的人「我愛你」。

20 要逃避，逃避一天；要笨，就笨兩天

「要逃避，逃避一天；要笨，就笨兩天。」

這是我最常對自己說的一句話。

聽起來有點嚴苛。

沒錯，我就是一個對自己有點嚴格的人。

但因為這樣，我的幸運也比一般人多很多。

不想笨下去，就要繼續創造！

「恐懼」是創造最好的墊腳石

創造，聽起來很遙遠。

創造卻可以用在任何的生活面上。

在我看來，創造本身的含義，是讓你內在的恐懼和內心達到平和共處。

很多人，嘴上不斷說著關於勇氣、理想、夢想，但常常只淪為口號，因為他們的這些理想，多數敗給了恐懼。

每當人們感覺到沒有安全感，就合理化了自己根本不想要的生活狀態。

我在英國有一個很好的閨蜜，千辛萬苦的到了英國求學念書，畢業後，也順利找了工作，看起來一切都很美好、令人羨慕。沒想到，安逸的日子也消磨了她的夢想與野心，包括愛情，也包括她曾經嚮往的生活。

在二〇一六年底時，我們在地球的兩端，用微信聊著彼此的生活。

她突然說不喜歡現在的工作，太無趣了，不是她要的，薪水也太少，讓她沒有辦法去旅行、去學習、去購物。她每天工作的時候都覺得，自己雖然拿了薪水，卻也賣了生命與青春。

那個當下，穿越了幾多重時空的我陪伴著她。一邊細讀遠在異鄉的她所寫下的孤單文字，一邊支持她去創造她想要的生活。

半個月後，我再次關心她詢問關於工作的進展。

沒想到她卻說「後來想一想，這樣的工作也很好，至少有一份薪水，就算覺得不夠用，買東西就省一點，旅行就不要去了，想學的事情，就在網路上找找資料就好了。」

乍聽之下，好像沒有什麼不對，也挺知足的。

但仔細去感覺，可以很清楚地接收到，當她在說這些話的時候，能量上是後退的、是萎縮的，不是往前走的。

我心裡大聲地吶喊著，那個我熟悉的女孩，那個有勇氣、有目標、有冒險精神的美麗靈魂，死哪去啦！

半個月前的那些不滿，想要去創造的想法，怎麼就這樣消失無蹤了？是妥協了？害怕了？害怕失敗，怕不會找到更好的？

不逃避才能正面迎擊

有很多人也都會在生活中遇到同樣的狀態，想要改變卻遲遲不變。

我想說的是，這些狀態沒有不好。

所有狀態都只是在反應目前的生活需要調整的部分，也許同樣的狀況在一年前覺得很好，但一年後，你成長了、眼界變了，提高的頻率就會反應在生活中。

這一切只是為了提醒我們：「嘿，可以去到下一個地方，可以往更挑戰的下一步前進了。」

但是，若我們敗給了恐懼，就會替自己找更多不需要改變的理由。

這個世界上，會讓人變老、變醜的一個很重要的因素就是「恐懼」。

越害怕改變的人，在生活中就會變得越來越窮酸。

然後把刻苦勤奮的生活放在嘴邊，吸引更多人的同情。

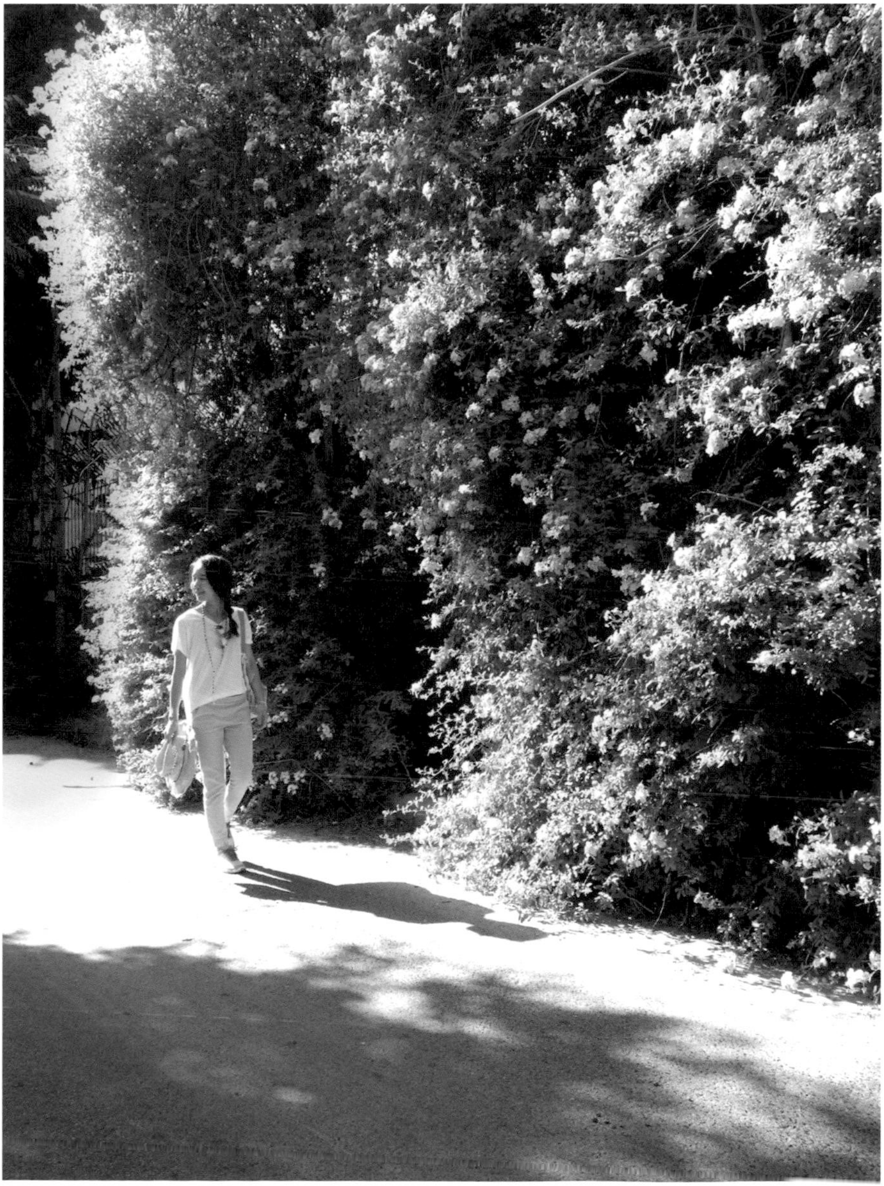

可是，這個世界正好走相反的能量。
這個世界是越玩越有錢，越開心越有智慧。
我們心裡都很清楚，時代不一樣了。

給對這個世界怯步的你的一封信

嘿你！
我知道你有你的擔心與焦慮，害怕轉換進入下一步卻不會更好，對吧？
但是，身上天生閃耀的光芒，用一塊油膩膩的舊布是擦不乾淨的。
若不想在茫然的歲月中只擁有一個委曲、犧牲的生命，不想過著得過且過的日子，更有效的方式就是高高的墊起腳尖，看看這個世界，看看自己能夠擁有怎麼樣更遠更好的生活。
現在墊起腳尖對你來說，或許難免吃力。
但，如果不是現在，以後可能會更感束縛與疲憊。
我們可以用假裝很好來暫時逃避一切。
但是，一年後、二三年後，甚至是更久的以後呢？
不改變現況，你的狀況就不會變好。

我期許，你能在生活中，每天累積一點點突破。

要逃避，逃避一天。

要笨，就笨兩天。

兩天後，帶著神清氣爽，滿滿的正能量給自己。

讓我們站在「恐懼」上踮起腳尖，選擇創造。

那是一種無與倫比的幸福力。

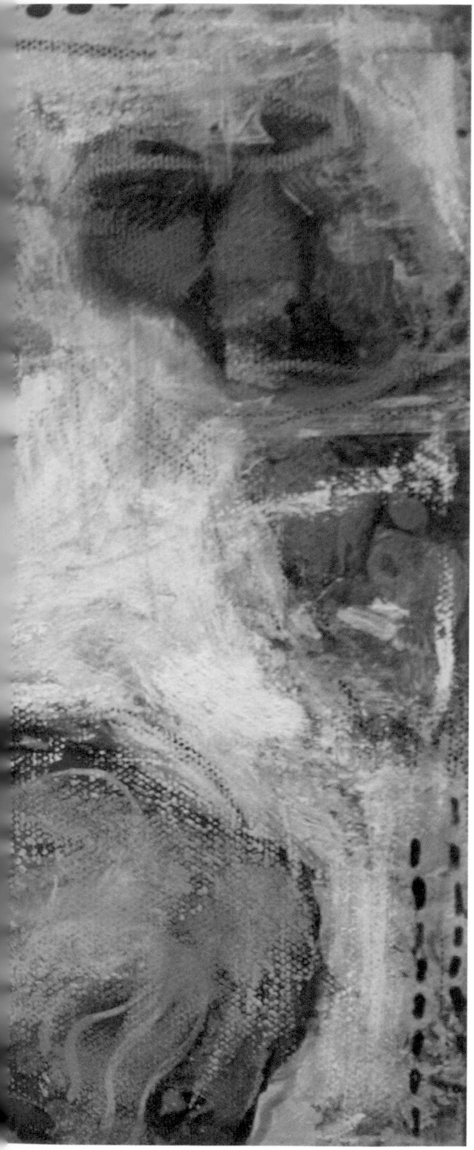

21

給需要轉換的你

記憶褪色
可以撫平傷過的痕跡

放手去愛
是最靠近生命的練習

在柔軟的地方
總是會遇見溫柔的事
做個有趣的大人
簡單是改變的開始

記住長大後依然
可以大笑　忘記應該
可以掉淚　忘記傷害
可以害怕　忘記失敗

活著依舊保持　可愛

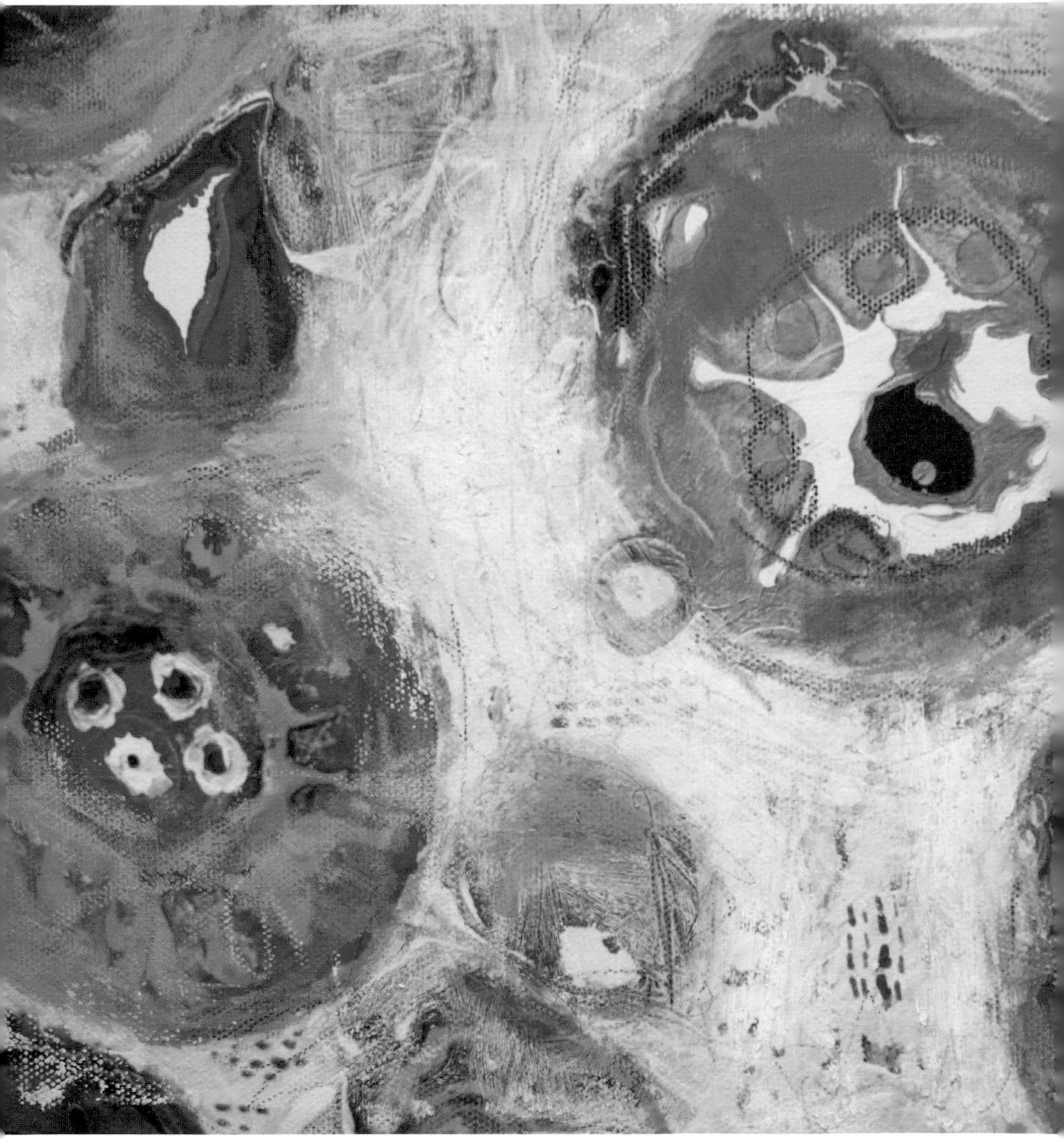

22

給需要被愛的你

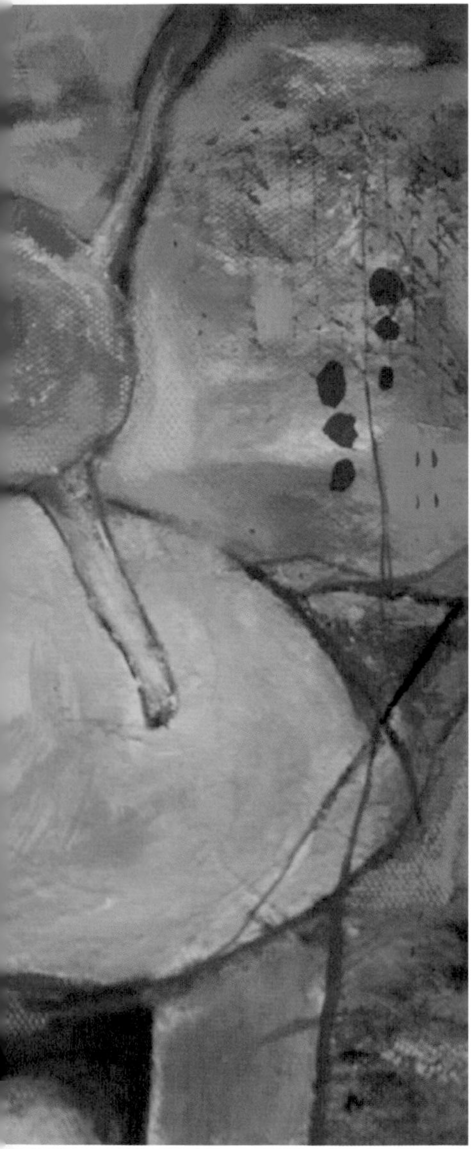

紫色行蹤
等待夜晚連結視線
親愛的你
我們靠近宇宙碰撞了相遇

失望過濾成期待　遺憾不留塵埃
糖果融化了糾結　太陽告別深夜

你的心　溫熱如光
我的累　掩瞞逞強
你的星　隔一道牆
我的淚　嚮往天堂

輕　輕　的　捧著你的臉
慢　慢　的　擦亮了溫柔
將手輕輕地放在你心上
有你　呼吸都成了希望在高唱

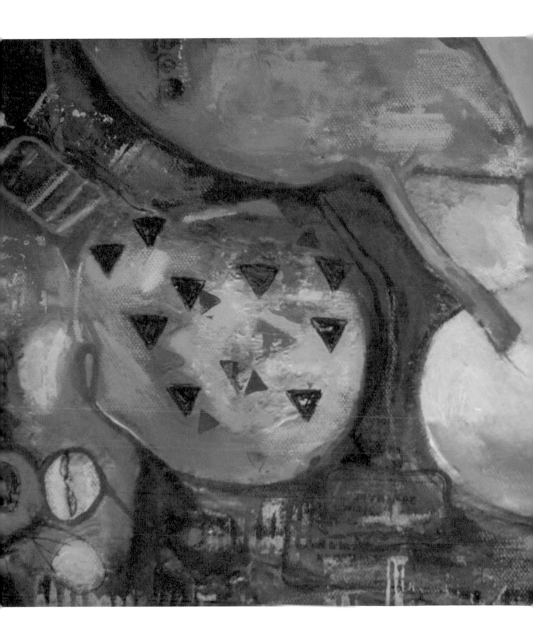

給需要勇氣的你

23

最美是不期而遇
握著未醒的花

力量說：
陽光偷走時鐘
忘了靈魂會演化
靠在一起
光在萌芽
遙遠深夜也有解答

黑暗無終點
生命重回奔跑

回到過去剪輯回憶
劃清厭倦的界線

困難　成雨輕彈
呼吸　綑綁味道
鬆開　劇本輕吹落地
明亮　跳耀的視線

時間說：
愛在包圍
那是
夜裡的月光
清晨的自由
秋天的眼淚
前進的勇氣

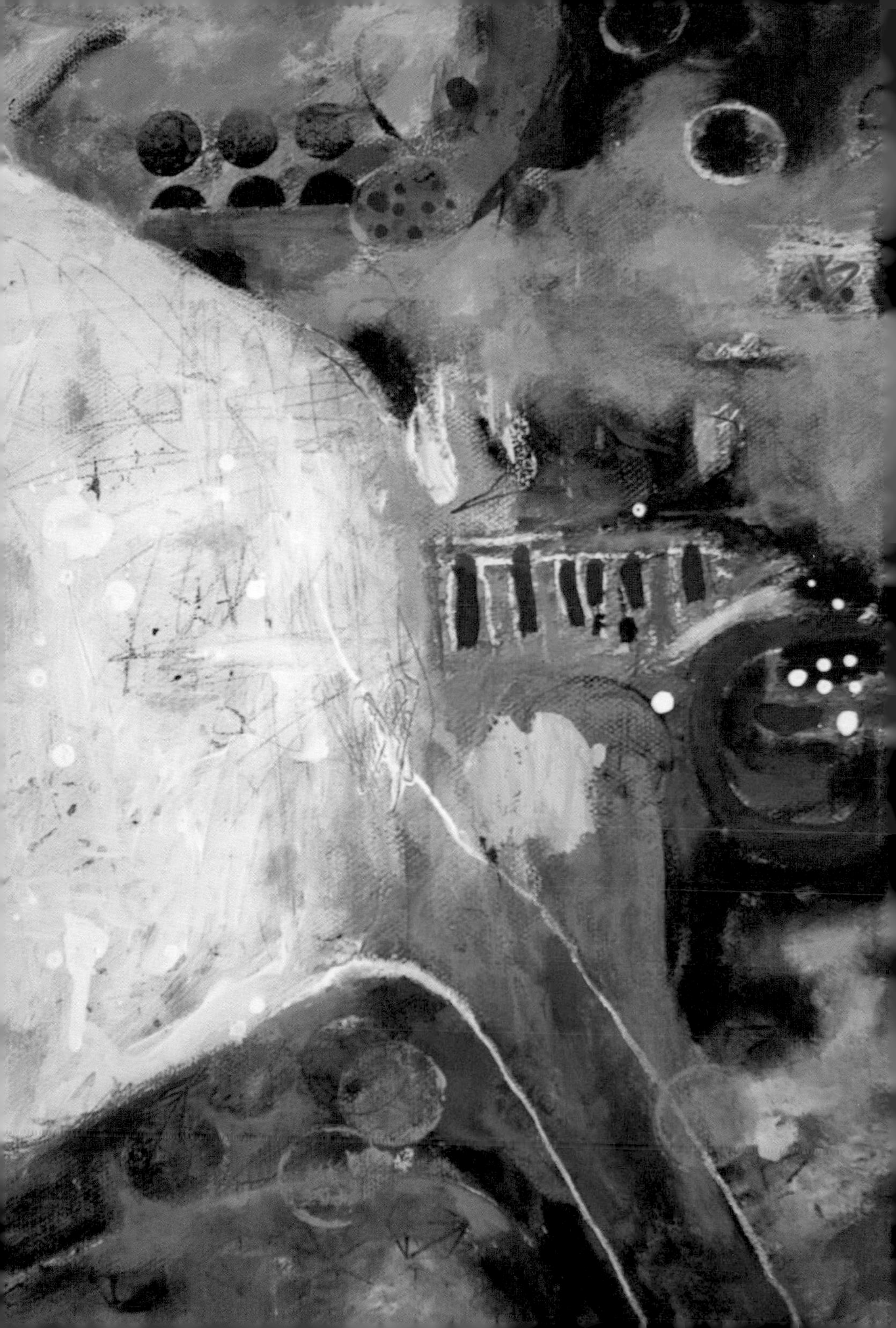

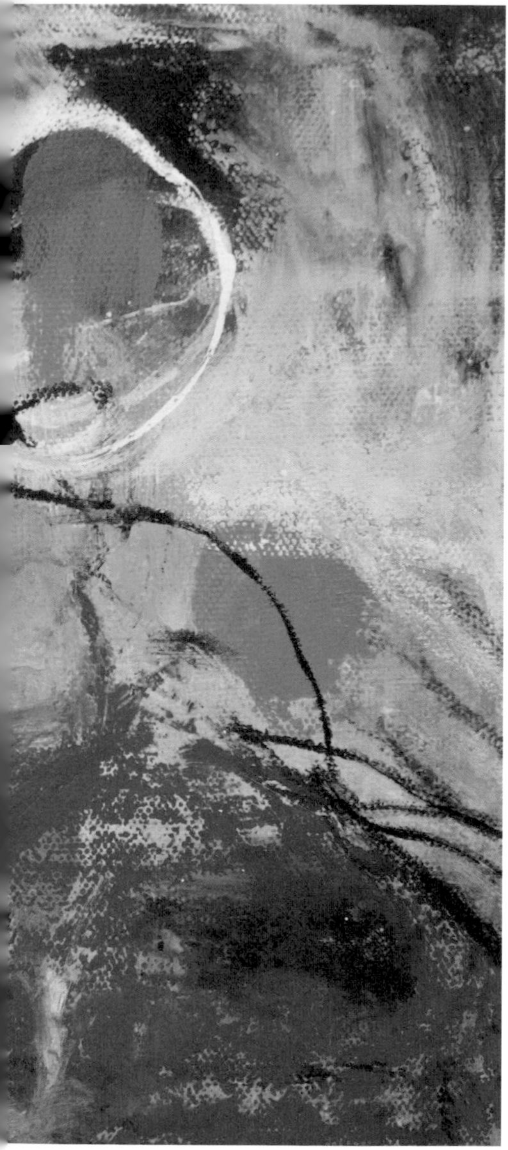

24
給需要幸福生活的你

把恐懼的假像　曬乾
放不假的回憶　逃跑
愛過的故事　儲存

流淚時星星會作伴
疲憊就讓 時間擱淺

意願放大和宇宙對話
狂喜戰勝糾結 不再懸掛

天使的翅膀有花香的味道
大地母親柔軟為你傳遞訊號
無條件的愛透過春天為你預告

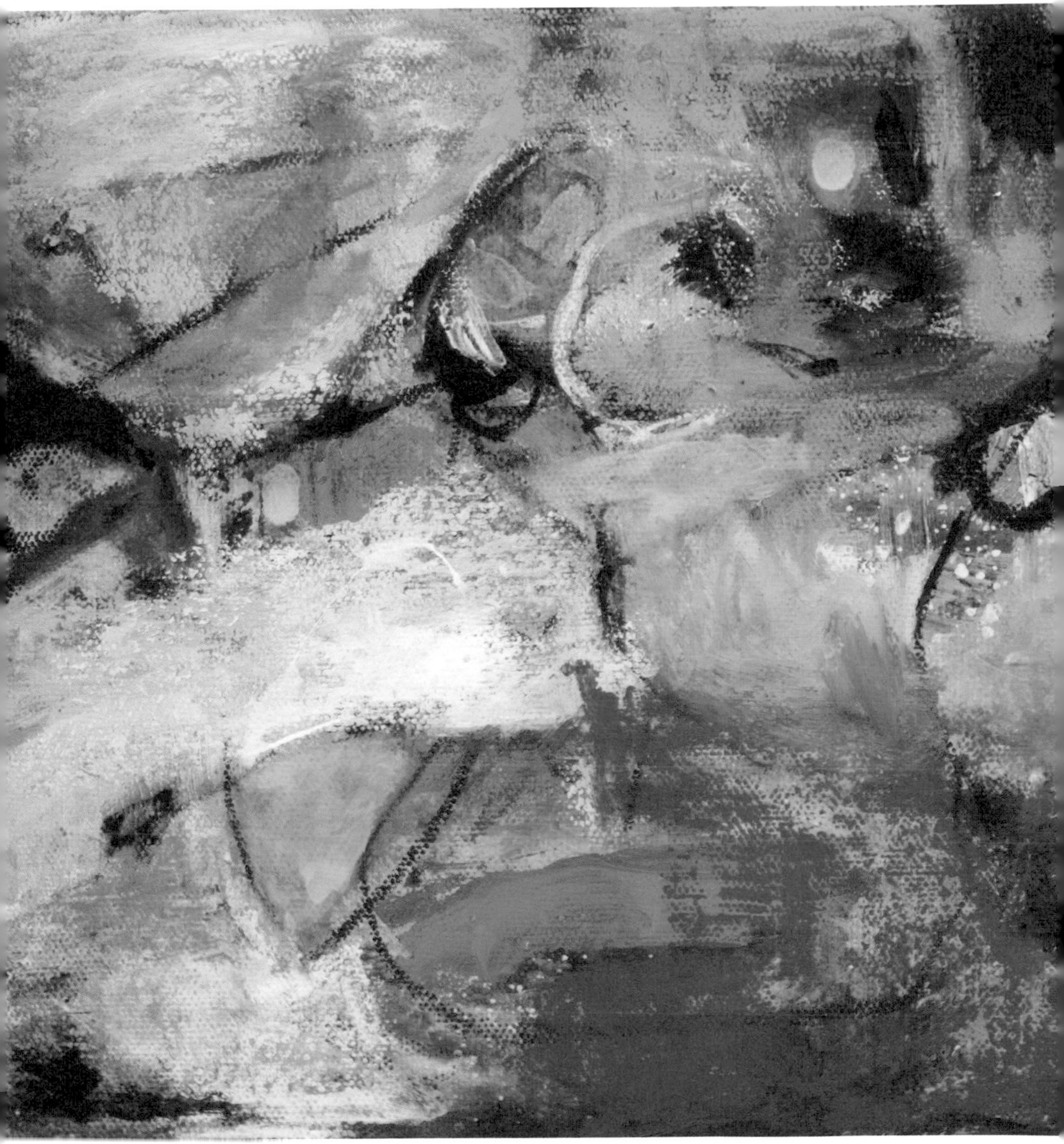

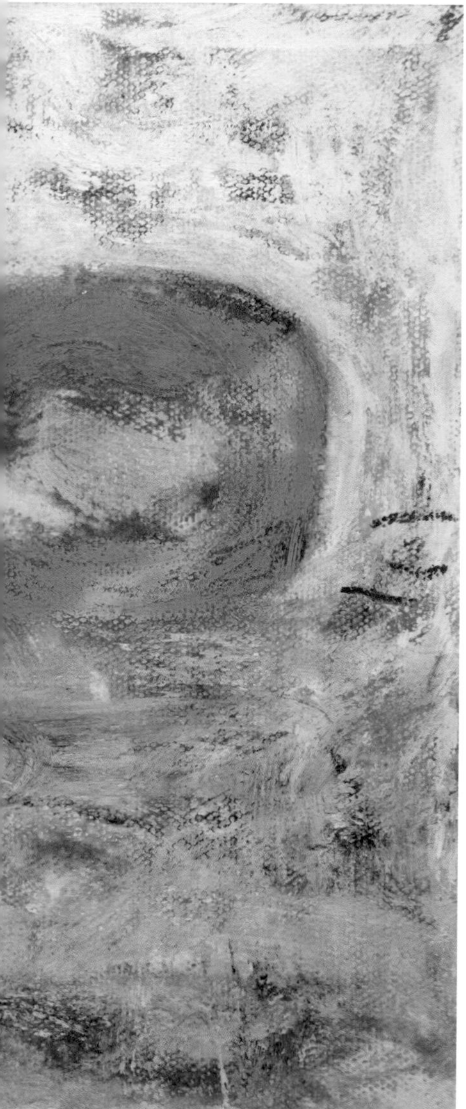

25

給需要相信自己的你

把夏天握在手上　看到世界的心跳
寂寞終結　秋天圍繞著飛鳥

疲累轉身　信念成了笑容
停止嘆息　輪迴不再沉重

蝴蝶在夏夜裡飛舞成晚風
海水反射煙火絢麗在天空

黑暗裂痕是光進入的軌跡
夢境告別沉默　征服了萬惡侵襲
尋覓希望凝聚的雲
再次慢慢升起

裝滿笑容　把眼淚化成彩虹
勇氣倒入口袋　愛可以越過星空

有意識　在世界激情擁抱
潛意識　抗拒都歇在城堡
無意識　改變讓雙手禱告

憂傷都　霧了
生命都　亮了

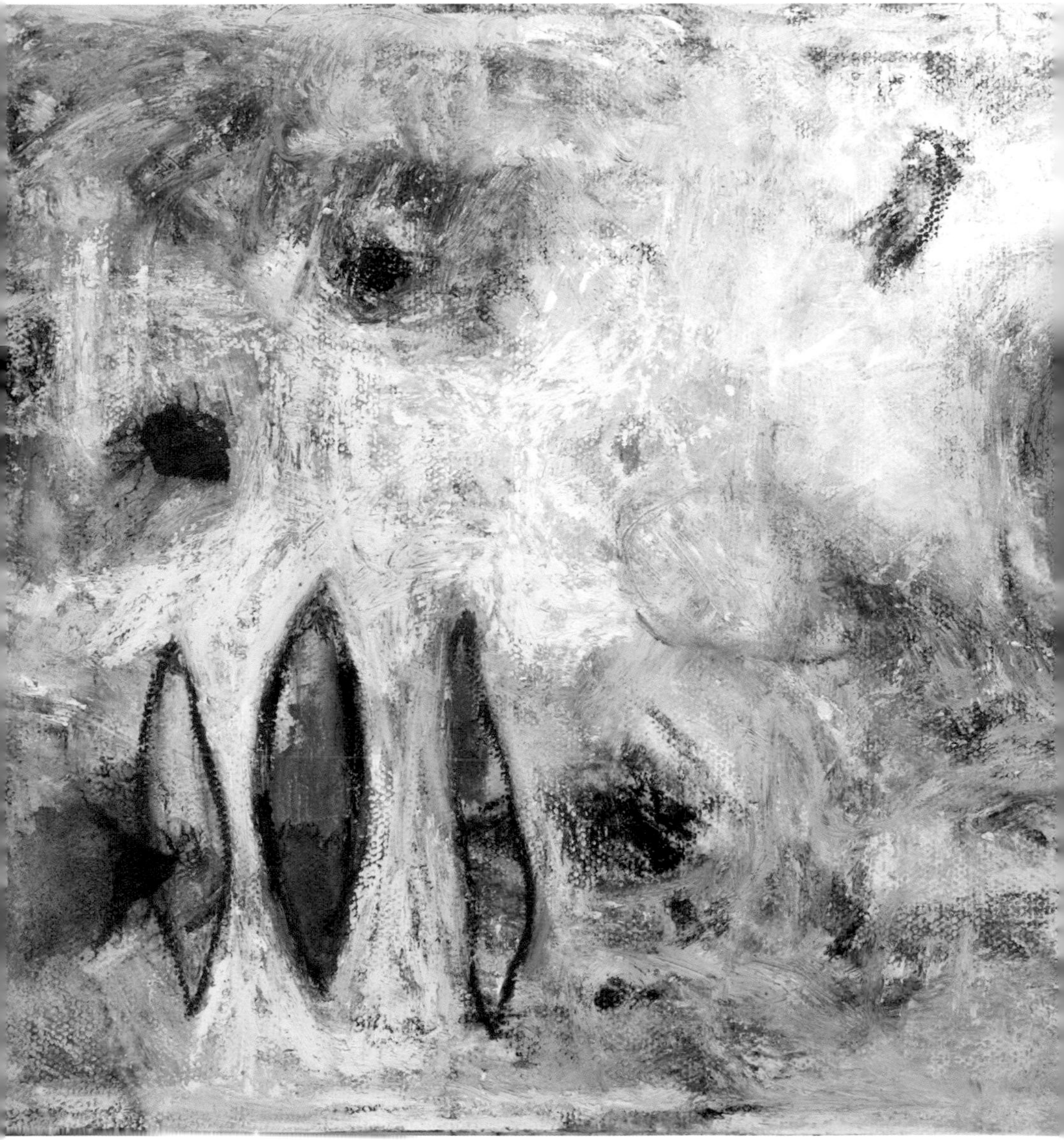

26

給需要守護的你

南十字星
守護著喜歡看月亮的人
風　渲染耶路撒冷　牧羊人背著倒影
踏上歷史腳印　追尋聖光奇蹟降臨

遍佈雲霧的森林　展開探索內心的地圖
跳耀式的思想成為門票　進入多次元國度

海洋女神為你戴上珍珠
海豚親吻你肌膚
愛是你專屬導航
守著護著發光的自由意識

沒有章節沒有頁數　沒有期限

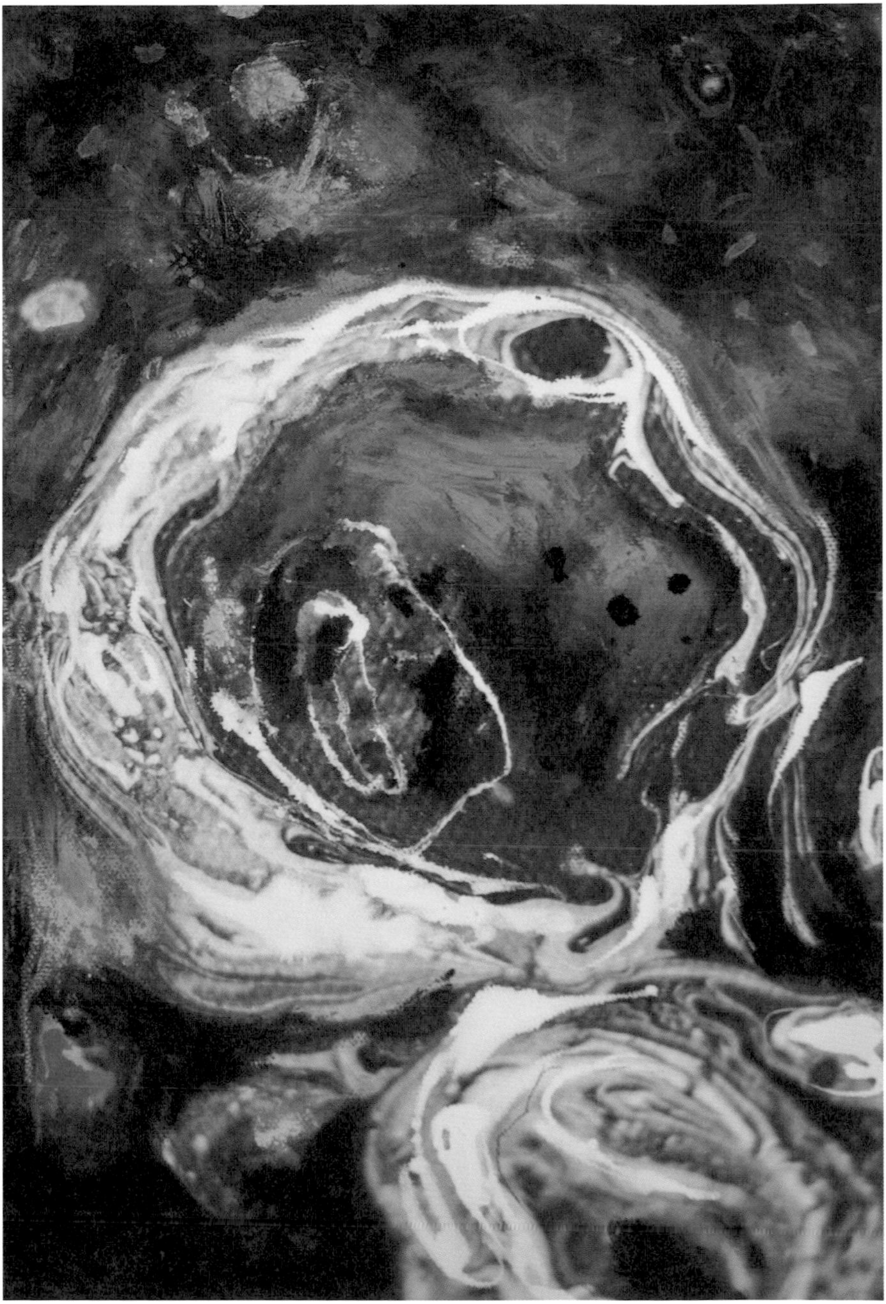

27

給需要重新啟動的你

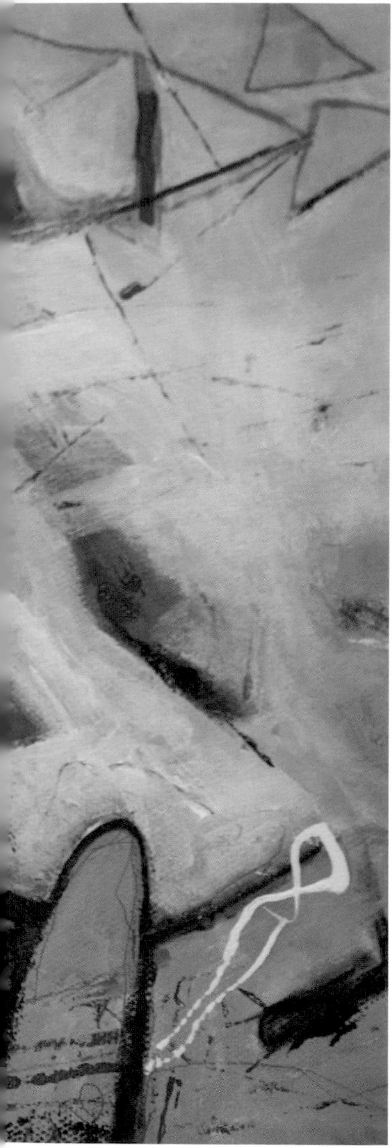

蜻蜓可以聞到夏天的炎熱
雨季任信不斷變換的投射
你也可以遇到訊息的顏色

神話　甦醒曼陀羅旋轉
雅典娜　穿梭時間的光圈
時差　移動心情像鞦韆

失眠的日記　路過的青春
快門改寫時間的任意門
愛調頻更新靈魂劇本

生命加了糖　喚醒未來
神仙魔法趕走了厄運
奇蹟與幸運已悄悄地
與你相見

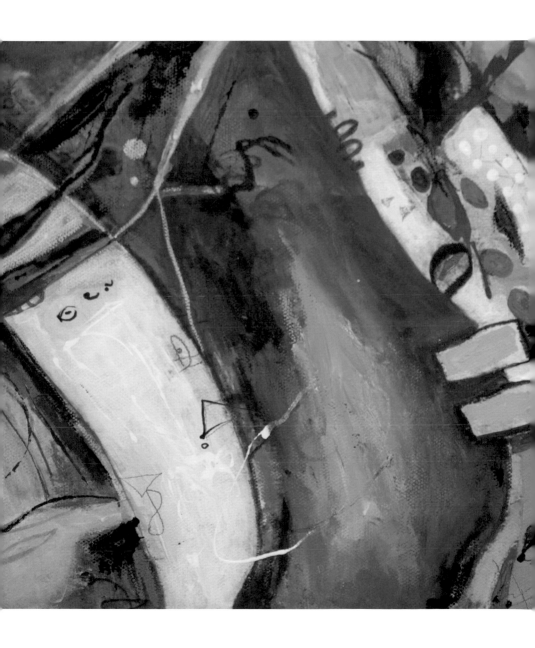

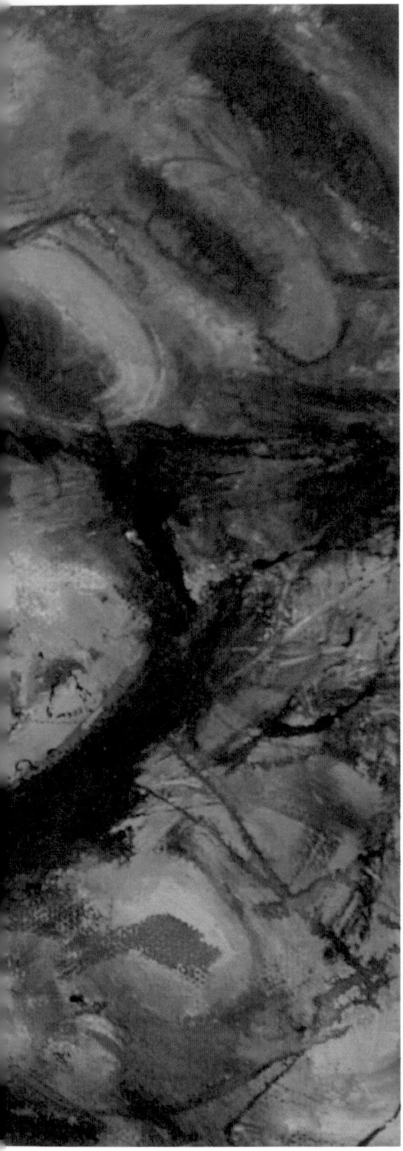

28

給需要彩虹頻率的你

彩虹光波振動 送給另一個城市的你
記憶抹上白色潮汐 還原給內在的自己

光明成就黑夜
黑夜陪伴慚愧

森林藍莓顏色劃開愛　無界線
螢火蟲打翻了燭火　孤獨不上演
閱讀感動是我發自內心　最喜歡
付出與接收最後才發現　變簡單

電話裡：金字塔連線北緯三十度
睡夢裡：靈魂熠熠發光的覺悟

亞特蘭提斯文明　像珍珠
亞特蘭提斯天使　在跳舞
亞特蘭提斯祭司　在祝福

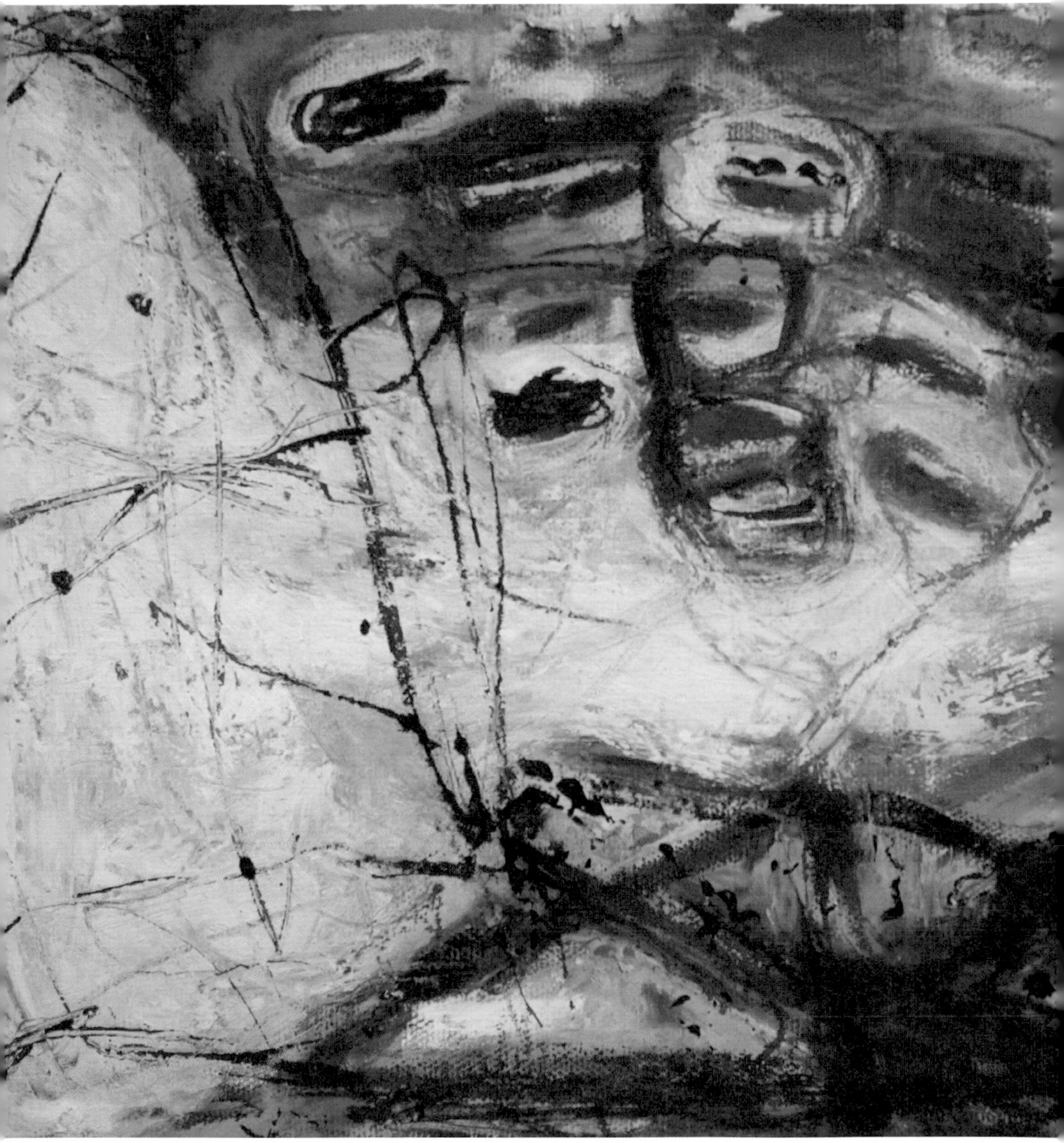

29

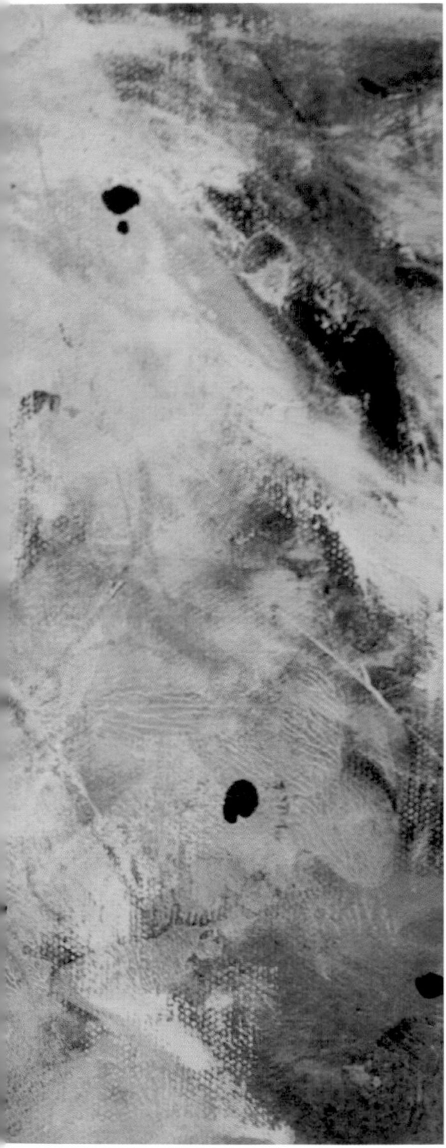

給需要自由的你

把被偷走的勇氣要回來放進抽屜
自由在忙碌中奔跑　力量湧進夢想
就算重來又怎樣　手上握著不放棄
創意需要狂放揮灑　天使振動著光芒

天亮
按下鬧鐘閱讀下一個夢境

悲傷
走進時光隧道放縱依靠擁抱

說謊
看穿頻幕的假象終於清醒

翅膀
生動閃耀無與倫比的解藥

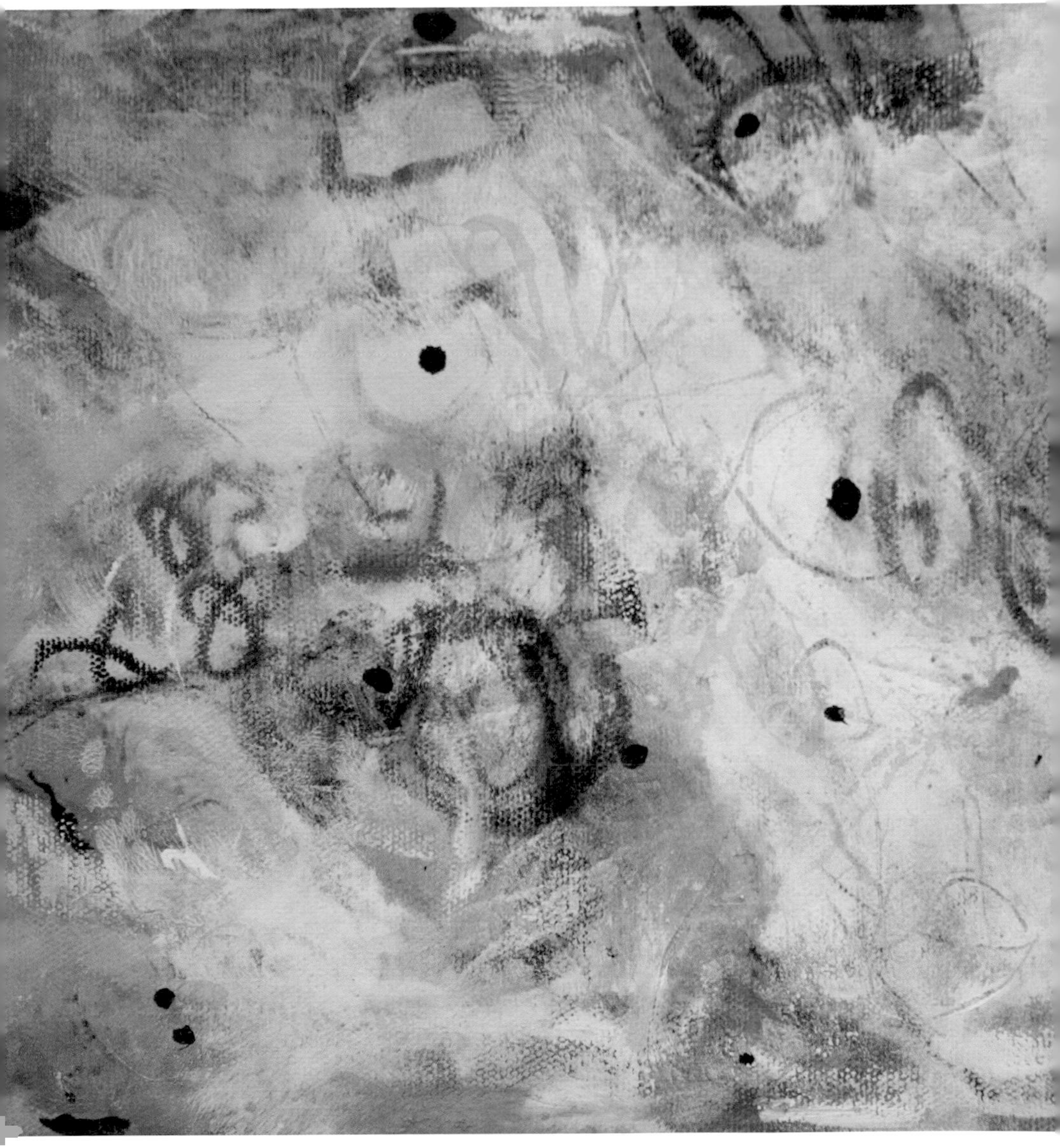

30

給需要古老智慧的你

飛過天際宇宙蔓延
星空堆疊出火焰
語言失去記憶
老鷹啟動靈視力
溫暖透出光芒
前世業力不循環
平行時空失去交集答案是個謎

蓮花燦爛了微笑
大地永不再孤單
月亮顯化的青春
太陽神啟動了預言
隕石墜落
時間遲到
天使改變了黑暗

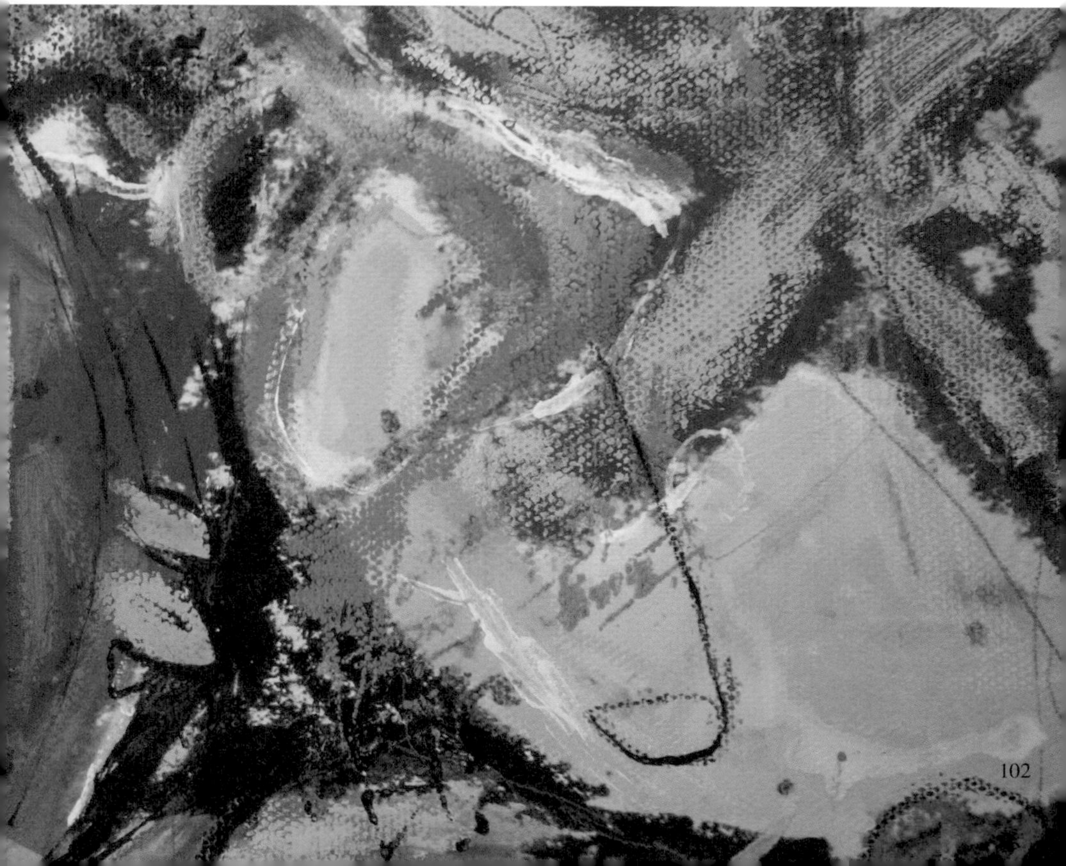

羽蛇神翻閱祕密
訴說靈魂的家
古老的歌甦醒
輕輕歌頌著馬雅

別再靠近匱乏的邏輯
穿越恐懼擱下了猶疑

讓心　靠近有溫度的無可取代
傳遞不滅力氣
去愛

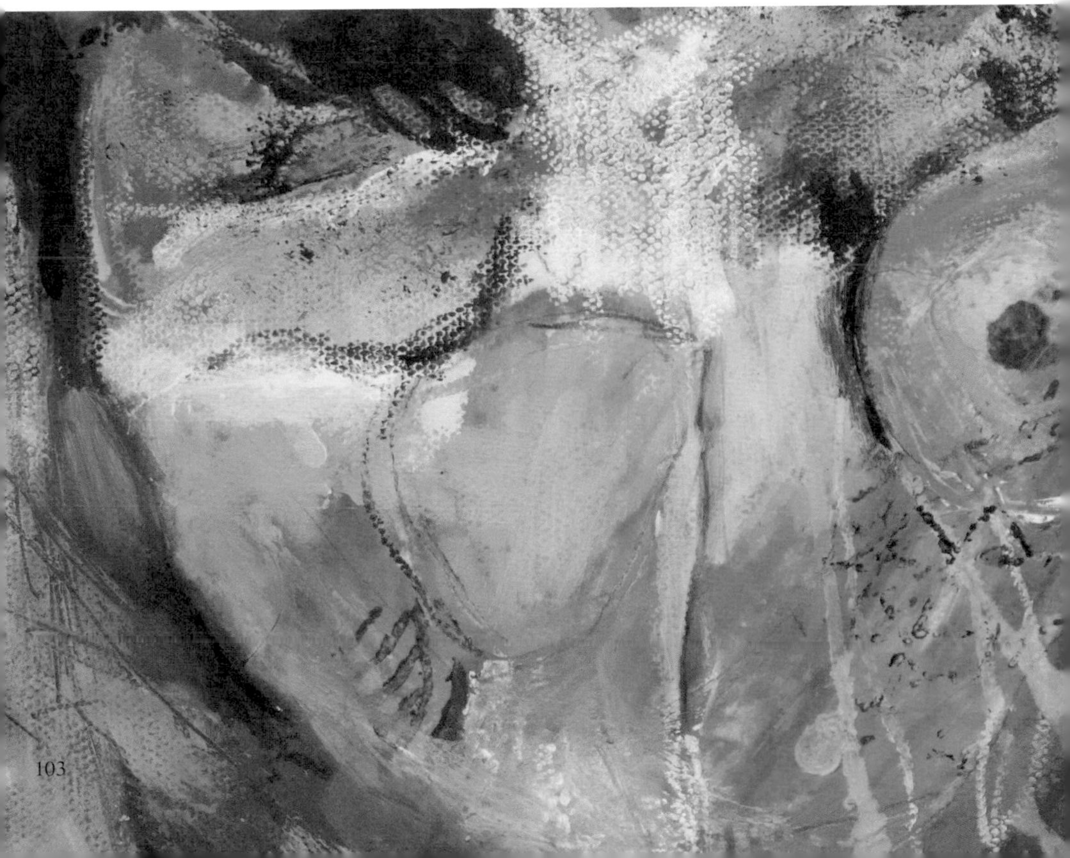

第三空間　啟動豐盛

分享、給予、享受、平衡、源源不絕、與生俱來

宇宙的能量源源不絕，從沒有匱乏不足，就像大地母親孕育所有生命，無條件地分享跟給予。

第一步驟讓自己進入「寧靜」，第二步驟使用「創造」的工具，第三步驟是最簡單的，就是享受成果的「豐盛」。

是呀，我也喜歡愛地球的生活，尤其每當享受成果的時候，內在就會歡喜無比，這樣的喜悅有一部分是包含了從無生有的過程。小的時候，以為豐盛就是有很多很多的金錢；現在，明白豐盛這兩個字是無限的。

當我可以做自己喜歡的工作、與自己喜歡的人一起吃飯聊天，當我的貓咪在深夜陪伴我畫畫、當我有自由的時間生活、當我不間斷地學習與創作……這些全部都是我現在的豐盛來源。

每個人都可以尋找屬於自己的豐盛，定義自己的豐盛，然後回頭找到寧靜，創造出真正的豐盛。

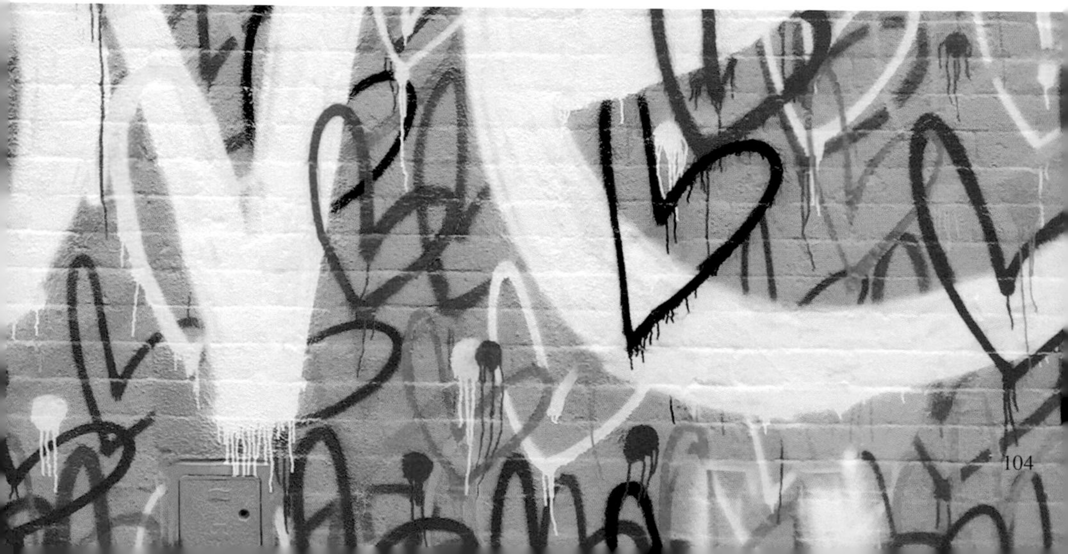

這三個七次元的頻率都是息息相關連的。

特別喜歡豐盛中的自由：睡到自然醒的自由，決定什麼時候工作、在哪裡工作的自由，想做飯、或想外食的自由。

更喜歡在寧靜的狀態下感受自由。當我感受到自由，進而自由地創造今天到明天，規畫這個月到下個月。

一個接住一個，一個連結一個，看起來就很美好呀。

我當然也有撞牆的時候，被任性的情緒干擾過，或事情不是我所想要的結果，甚至許下的願望老天都不回應……等，我也都有過。

在這時刻，更要使用地球的特色，大吃一頓、大喝幾夜，放縱一下原有的計畫，好好享受人類的情緒，像是抱怨、哀嚎、或是受害……

let go! let go! let go! 是一個很棒的地球體驗，去面對情緒，一瞬間也會覺得自己幸福。

讓情緒耍賴後，再給自己進入寧靜→創造→豐盛，用七次元的頻率再次創造地球的生活。

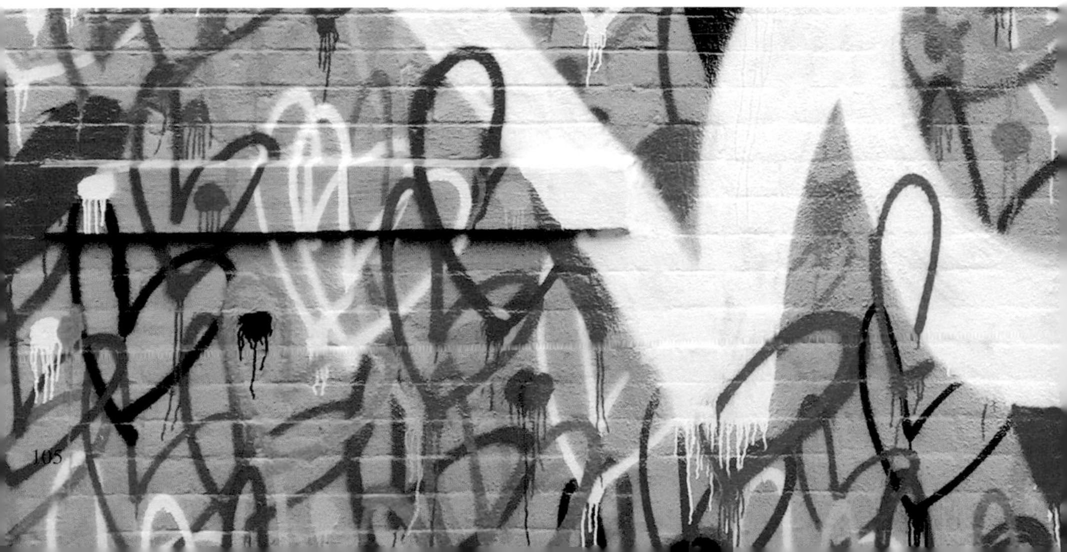

31

值不值得愛，一頓餐就知道

再怎麼獨立的女人，都希望能被另一半好好的照顧呵護。

再怎麼有成就的男人，也會希望有擁體貼溫柔、相互依靠的另一半。

有許多精采的故事和創意的激發都來自餐桌上。

那一天，和朋友聊著天，聽她說著和一位喜歡的男生一同用餐吃飯的經驗，才剛開口，被愛的幸福已經滿溢在她的眼角和嘴角，藏也藏不住。她在和這位男生約會的整個過程裡，充分地享受了被紳士服務的美好。首先他開車來接她，車子一到，就下車幫女生開車門，讓穿著高跟鞋的她可以保持優雅上車。才聽一段，我和其他朋友已經尖叫了。

這是什麼樣的稀有物種呀？竟然還幫女生開車門，現在竟然還有這樣的男生？

更令人羡慕的是，剛進入餐廳在點餐前，男生就貼心的問她，喜歡吃什麼，想吃什麼，有沒有什麼不吃的？

菜端上來了，有蝦子、螃蟹、魚肉，男生第一時間不是挾起菜送到女孩的盤子裡而已，他還瞇著帶笑的眼睛將蝦子送到女孩面前說，都剝好了，趁熱快吃。

你可以想像，我們每個人的表情有多羨慕跟渴望嗎？

這不是只有在偶像劇情節裡才會發生的浪漫情節嗎？

好吧！在那時，什麼正面的話都說不出來了，所有在場的女姓們決定先來個「抱怨下午茶」，好讓每個人內心的晚娘 OS 都能有個 let go 的空間，這個 let go 多麼的神聖重要呀，為得就是轉身回到各自關係裡，還可以創造一個更契合與浪漫的生活感。

在同一張餐桌上，就像在同一張床上

飯，每天都要吃。如果有一輩子的時間跟某一個人吃飯，都可以感覺到開心與溫暖，那肯定是一件幸福的事。

女生說，那一頓飯的過程，很精緻卻不會感覺到壓力或是尷尬，也不用擔心沒話聊，她說的都是生活中的小事，男生卻願意放下大男人的身段專心聆聽，那是多溫暖且不刻意的一種呵護。

一邊感受著她的甜蜜，我們一邊替她把關，我心裡可以很確定的是女生沒有被愛沖昏了頭，所有的幸福背後都有著她的細心觀察與評分，而那場約會她定下了美好的高分。

你一定也有過這樣的經驗，跟對的人一起用餐，不管吃什麼，食物都變得很可口，而跟不對的人用餐，就算是米其林三星也覺得無味！

曾經跟一位朋友，兩人肚子很餓，因為過了午餐時間，很多餐廳都休息，東找西逛，沒有一間合適的。於是，我們決定放棄一定要走進店面吃的想法，找了一個路邊攤隨便打包了一些小菜、炒麵、還有一碗餛飩湯，直接開車到附近的海邊。我們坐在車上，滿車的食物香氣配上藍色的大海與自由的天空，更加讓人食指大動，那一個午後，胃被食物填得飽飽的、整台車滿滿地裝載了我們的笑聲，更因為這場與「對的人」一起創造的饗宴，心也變得暖暖的。

這個午後，因為這一切的一切，完美了。

如果你是有過這樣經驗的男人，恭喜你：你有種很棒的天賦，可以化腐朽為驚喜，可以將阻礙當成挑戰。

如果妳是能享受這樣過程的女人，恭喜妳：妳有很優質的品味，把庸俗變獨特，將陽春麵轉變成米其林。

麵包可以自己賺，溫柔體貼不是誰都給得起

從那天起，她和那男生吃完一頓飯後，整個人生的價值觀都變了。以前的種種限制，包括男生就應該要怎樣，女生就應該要如何……等的批判框架業障，似乎都因為那男生為她開了車門、挾了菜、剝了蝦而一一煙消雲散。

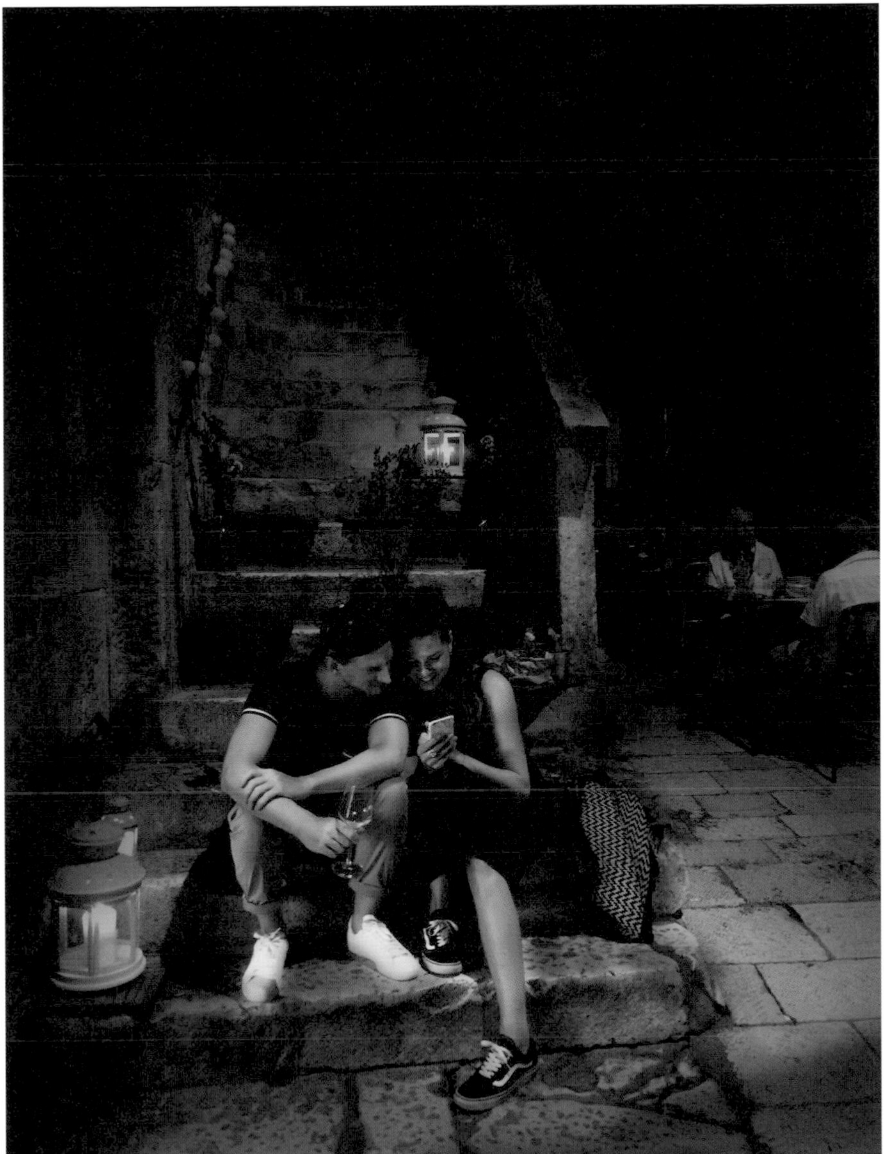

想想，一頓飯如果吃得開心，一天有三餐，我們會有多少時間都花在開心的狀態裡？吃一頓飯，可以看出一個人內在深度，而多吃幾頓飯，可以知道這個人值不值得嫁！

一起吃飯還配上療癒一個人的心情，可以功德圓滿、添福添壽；好好吃一頓飯可以抵銷業障，更是人間極品。

吃飯，不只是吃飽，更是一份儀式；吃飯，可以看見一個人的生活方式。

跟對的人一起吃飯、跟對的人一起生活、跟對的人一起聊聊生活小事，這是很踏實的人生，接地氣的幸福感。

用餐時，男人的溫柔體貼，或許比刷卡買包來的幸福更加珍貴雋永。

開車門，男人的紳士翩翩，比甜言蜜語來得更暖心悸動。

珍貴的料理需要用小火慢慢燉熬，才能熬出滑順入口的味蕾。

愛的蔓延感，需要兩人相互經營、彼此扶攙，在婚姻裡、愛情裡做彼此的戰友。

男人累了，女人來製造驚喜；女人倦了，男人便增添滋養。

我喜歡這樣的關係、相互依靠，卻又獨立自由。

所以呀，若你願意，帶著你的溫柔體貼，我會製造浪漫，請共赴我們的天荒地老吧。

32 好命的人，不會有「走不開的理由」

你天生就是「命不好的體質」？

或者是，後天養成了讓自己「不快樂的體質」？

單身時說：年假有限，錢不夠用，所以，我乖乖待著就好。

戀愛時說：等到對方可以請假，再一起去。

工作時說：我先辛苦三年，等三年後我再好好享受。

有家庭時說：現在孩子還小，等孩子大了，我再出去創業。

等孩子大了，你又說：孩子在準備考試，大考小考，等孩子長大再說。

於是，很多人就在等待的過程中，流失了青春歲月，棄權了生命的美好，封閉自己可以跨大眼界的機會，直到有一天驚覺，卻已然錯失了大半輩子。

再忙碌也別忘了自己

我的姐姐，她平常有自己的工作，老公在外縣市上班，一個禮拜回來四天，大多數時間都是姊姊在照顧兩個小孩。

她常常會在忙碌的時候，特別找個空檔，一個人到咖啡館喝杯咖啡，或是想辦法托人顧兩個小時孩子，自己去洗個頭髮。

有一回在咖啡店撞見她，我錯愕地問她怎麼有時間出來喝咖啡？

她說，這是一定要的呀！幹嘛把自己過得這麼辛苦。

我們都有了家庭，但是每一年，我們都會一起旅行，她不帶小孩、不帶老公，那幾天是她個人的專屬時間。

她老公完全支持她旅行、購物，享受生活，支持她有一段時間的放假，放鬆、享樂、再次去感覺自己的美麗，回到年輕時的自己，想逛哪條街、想喝點酒、想做什麼就做什麼。

當然在旅行前，姊姊要克服萬難的安排孩子們的生活，包括孩子由誰照顧、怎樣調配，可說是用盡方法搞定，也會在旅行前花一些時間讓孩子們知道接下來媽媽有半個月的時間不在身邊，讓孩子知道媽媽要去旅行、要去學習的重要性。

是呀！這樣不是很美好嗎？

偶爾也給自己一個不需要操持家務、相夫教子的日子，學會放手、暫時忘記自己是已婚的狀態，讓時間倒轉，回到屬於自己的少女時代。

不論在生活中扮演了什麼角色，人總是要留些時間給自己，進入獨自的休養狀態中，因為這段時間可以讓我們修復生活中的疲累、無力感，提升自己的生活質感，這是一種儀式，一種愛自己的儀式。

這份儀式是必要的。如果我們習慣犧牲自己，孩子就從我們身上學到犧牲的模式；如果我們習慣丟掉自己，小孩學到的就是不愛自己的模式。

而我們永遠不要丟掉自己，犧牲自己。

活出自己生活的態度，你敢嗎？

每次旅行回來，姊姊總是充滿精力與電力，把她看到的世界視野、遠見，放在工作中分享；把旅行中的放鬆、收穫以及自由的感覺，消化後放進生活裡；把她看到的精彩、奇妙與美感放進小孩的教養裡。

我常常感覺到，一個女人給自己放假一段時間後，整個人的能量就會轉變，可能妳會聽到別人對妳說：妳變漂亮了，妳看起來氣色很好，妳最近做了什麼事……等，充滿好奇與讚美的問候話語。

當我們走進一個與自己生活不同的國度，去到一個新的環境，外在的刺激與內在的體驗，的確會讓我們的身心靈轉變，會增長出不同的角度看待人跟人之間的關係。

因為你的內心體驗到的溫暖，可以讓你更寬心的愛自己與朋友。

因為你知道了美是一種滋養，於是把這個世界的美麗放入生活品質中，也經由大人的眼睛讓小孩了解世界的寬闊。

因為你知道了愛的力量有多強大，所以要先照顧好自己的心，你的愛才得以更放大。

記得有一次，我們從義大利回來，姊姊給小孩秀著照片，解釋照片裡的建築與典故，孩子看著照片眼神發亮，聽的津津有味，然後用一種很滿足的表情說：媽咪，我最喜歡妳出國玩，每次妳回來，我都有好多禮物，還可以聽妳講好多故事，我覺得好開心喔！

這不只是小孩的童言童語，我相信，孩子從小看著媽媽這樣精彩、做自己的生活，不拘泥現狀、開放學習的態度，在在於無形中已經給予孩子一份很不一樣的生命模式。

別人眼裡的沒有時間、浪費金錢還有一個又一個拖延等待的藉口，我們要聽過就忘。

我相信，那些正經八百的藉口，都不是我們所想要的。

下次，當你在從朋友口中聽到這樣的話語，記得按下 delete 鍵，別讓這個思維生根地扎你的命運裡作祟搞怪。

這些看似任性愛玩的已婚婦女，或是愛趴趴走的達人，個個都是充滿智慧與想法，多方面兼顧創造美滿家庭、享樂人生，生活才會平衡！

全世界我最慘，誰也別來叫醒我

有一次跟一群朋友喝下午茶，朋友中有兩個媽媽。小芬媽媽臉上看起來神清氣爽，穿著簡單高雅，言行舉止處處充滿舒服的能量。

小芬媽媽跟我們分享著她生活點滴，說著自己正在學插花、聽什麼音樂，還與孩子一起學畫畫，定期跟朋友約下午茶聚會舒壓。小芬媽媽很懂得盡可能地創造屬於自己的時間，因此不認識她的人，大多看不出來她是生了三個小孩的媽了。

另一位佩芸媽媽，看上去很累。她的眼鏡上有指紋、一頭亂髮，就像剛剛去了一趟市場大肆搶購回來的狼狽樣子。

佩芸媽媽一坐下來就開始抱怨自己生了孩子之後，回不去年輕的身材，想念單身的自由，深陷在全世界都對不起她的狀態。我們一群姐妹，當然是正向的鼓勵她創造自己的生活，但不論我們怎麼說，她就是聽不進去。

是呀！每個人都有自己的難關與需要去克服的生活狀態。

但是，如果總是把孩子、家庭、工作，或是男女朋友拿來作為生命不前進的藉口，或許可以一時哄騙了自己，但幾年之後回頭看，所謂「過得幸福愜意、生活品質很好」的事都會跟自己無關，依舊在原地繼續做著哄騙自己的夢，這是何苦？

佩芸媽媽拋棄了自己，看不到自己所擁有的。她陷入「我是最慘的」思維中，你猜，她會看得到孩子們的笑容嗎？她會收到老公的讚美嗎？

她為了孩子放棄了工作、身材還有朋友，而且這一切犧牲受害的現狀，最終都會投射到孩子的成長中，值得嗎？

我心頭又是一聲，何苦！

給自己想要的一切都不難，看你敢不敢

小芬媽媽活在「創造」的頻率中，佩芸媽媽則活在「全世界我最慘，誰也別來叫醒我」的頻率中。

長期以來我觀察到，喜歡創造的人，生命中的每條路，都將通往天堂的門戶。

喜歡過的慘兮兮的人，誰都叫不醒，習慣抱怨人生，卻又容易放過自己。

很多人問我，這樣怎麼辦？

我沒有魔法棒幫助你在一瞬間改變你的信念與模式，這樣的狀態來自原生家庭與成長歷程日月累積的結果，使你一個勁地找盡理由，抱怨成為你命不好的代表作。

但是我可以教你一個開始改變讓命變好的方法：那就是對你「喜歡的」跟你「想要的」生活，先說Yes！

凡事先看到事件可以帶給你的美好，這樣難題自然會有出口。

好比下次有個約，先別急著說，你要顧小孩不行，先感覺一下喝下午茶的放鬆，因為放鬆是為了幫助你更有力量。

好比下次有個旅行，先別說假難請、沒有錢、孩子誰要顧？先想像一下與姐妹們一起旅行，是為了體驗旅行的美好，是為了活化遺忘許久的自己！

如果你問我，創造跟改變辛苦嗎？廢話，當然辛苦呀！

但是在過程中可以再為自己添上更不一樣的地球經歷，為自己的靈魂再加上一件新衣。

這些體驗跟經歷永遠不會被別人偷走，只會讓你越走越高、越走越遠，這些堅定的信念如同你的守護天使，永遠為你擋風遮雨。

所以，別急著說「我不可以、我不行、我沒辦法」。

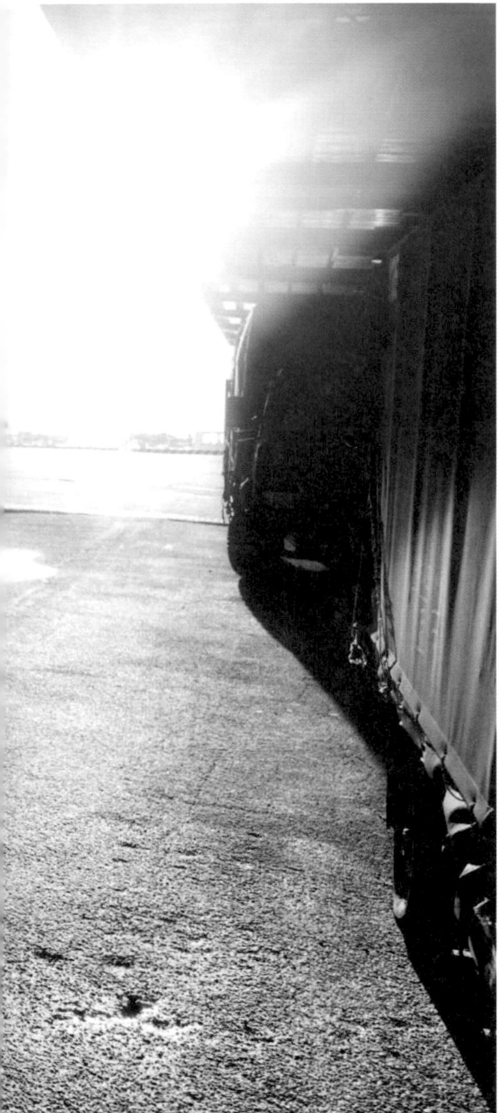

Yes的背後往往帶給你更多的價值。

Yes的背後創造出來的是更多的可能性。

歡迎你進入Yes的生活，世界終將會給你一番驚喜萬分的精彩新天地。

問題是，你敢嗎？快說Yes！

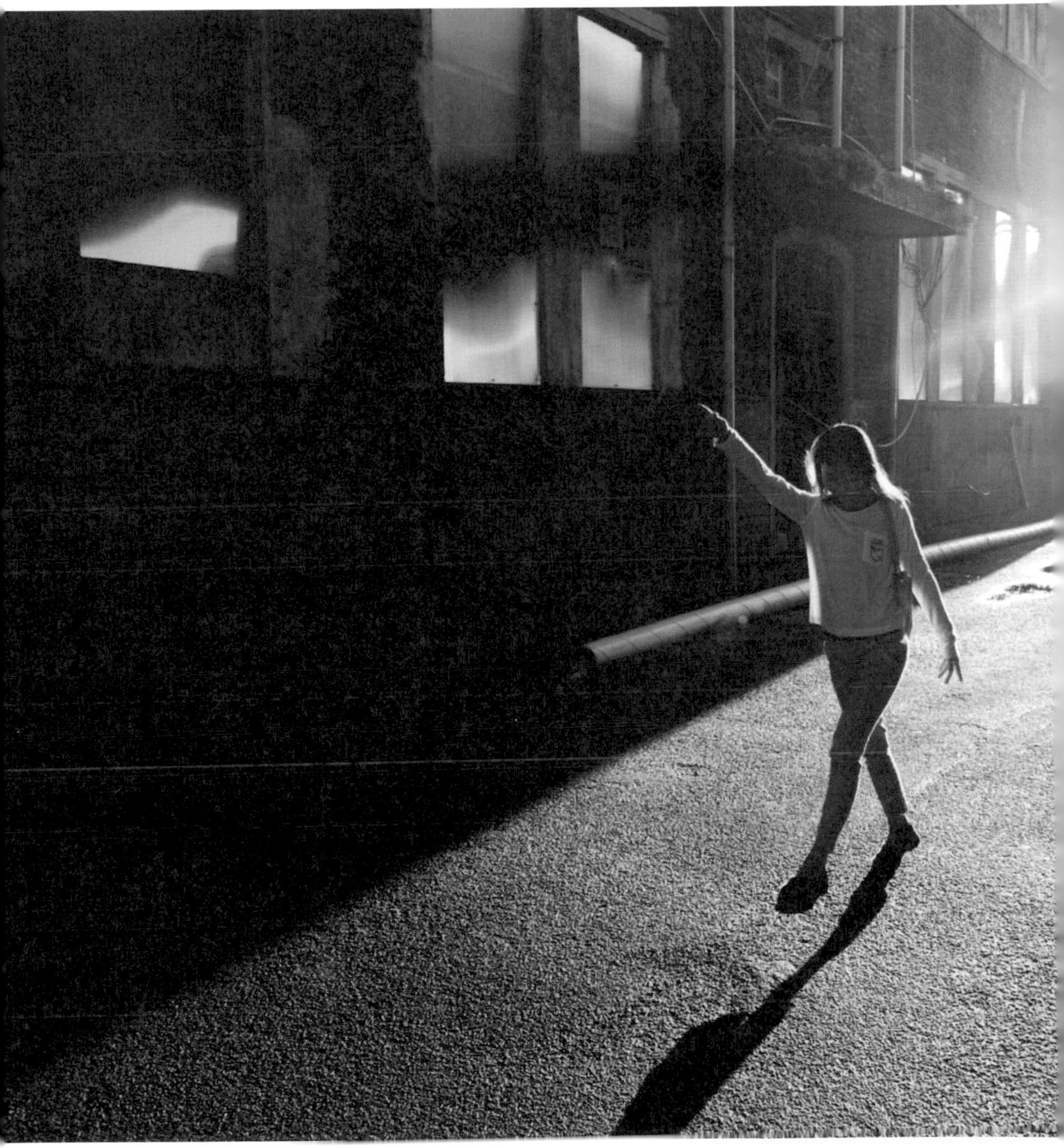

33 單身是為了讓自己變得更好

女單身。
希望遇到一個未來伴侶的條件如下：
身高一七八以上。
不能是胖子。
個性要幽默。
要大方、要有車子，有房子更好。
不能花心、要專情。
婚後不需要她上班。
長相過得去就好，要順眼。
如果將來結婚了，不能跟公婆住。
這位女生跟我聊天時，叨叨絮絮的、掰著指頭細數理想對象的條件。

語畢，還自謙說「差不多有這樣的條件就好」。

聽完，我深呼吸了好幾次，好平息內在的不思議。

我問女生單身多久了？

她說，距離上一段戀情有四年了。

我笑了。

我說，想要這樣的伴侶，沒有問題。但是，我們先來看看自己的狀況是如何？因為，這個宇宙很有意思。

所有的頻率要是共振的才會有交集。

所以，到現在跟未來的另一半還沒有交集，一定有些有趣的部分值得探索。

女生說，她今年三十五歲，在一間私人公司當行政，身高一六〇、體重五十八，長相也還過得去。興趣是在家看電視，專長……（想了很久）好像沒什麼專長。

之後我們的對話，她就越講開始越小聲，意志越來越薄弱……

再觀察一下這女生：素顏暗淡，妝髮無型，言談無趣，彷彿是一個沒有氣的皮球。

我內心那個嚴格的教官忍不住開始嚷嚷了起來。

就這樣一個糟糕的狀態，拿什麼條件要求另一半？

如果真的有一個這樣的男人看上了她，只能說是上輩子燒好香。

但，基於結果，顯然不是（深表遺憾）。

今天無事所以可以邋遢？

很多人也會有這樣的想法：剛好今天懶得化妝、懶得打扮、懶得整理自己，然後走在路上開始祈禱不要遇到認識的人……結果偏偏就是遇到了該死的前、男、友！

你瞬間很想找個地方把自己埋起來，偏偏他一眼就認出你了，還出聲攔住你說：「嗨！好久不見，最近還好嗎，你看起來還是跟以前一樣……」

屋漏偏逢連夜雨，前男友身旁剛好帶著一個優雅迷人的女生，她身上還散發出淡淡的香味（徹底死）。

你以為這樣已經很慘了，對吧？

不，我覺得這樣的狀況還不是最糟糕的，最糟糕的是，你即將因為過於邋遢而錯過了在轉角遇到的真愛！

說到這要澄清一下，我並不是要大家每天都很做作的打扮自己。

事實上，現在已經不是一個洗把臉就能出門的時代了。

我常常提醒自己跟身邊的姊妹們，女人結了婚更不能偷懶，何況是單身的人呢。

單身的人，每一天都是你的大日子。你不會是因為遇到了那一位「對的人」才開始打理自己。恰恰相反，因為你開始重視自己，所以才吸引到對的人出現。因為你重視自己，所以吸引過來的人也會是重視你的。

我深深的覺得，若要談愛護地球，女人化個淡妝，也算是愛護地球！談到「愛自己」，上個口紅、很可以療癒自己呀！

光是自己看到自己都會覺得心情很好，哪怕是曾經一段愛情的緣份盡了。我相信那個男生有一天會懷念，曾經有個女生總是把自己整理的舒服優雅、穿著大方，在一起時總是如星空般的閃爍耀眼，這樣不是很好嗎！

不能成為他的唯一，也要成為他回憶裡的第一。

生命是精彩或詭異，在於怎麼經營好自己

我問這個女生，下班後都怎麼度過？

她心虛地說，在家追劇、或偶爾跟朋友逛街閑晃，沒什麼其他特別會做的事。

我並不是說追劇不好，也不是不能把時間花在跟朋友閑晃逛街，只是除了這些，是否也能創

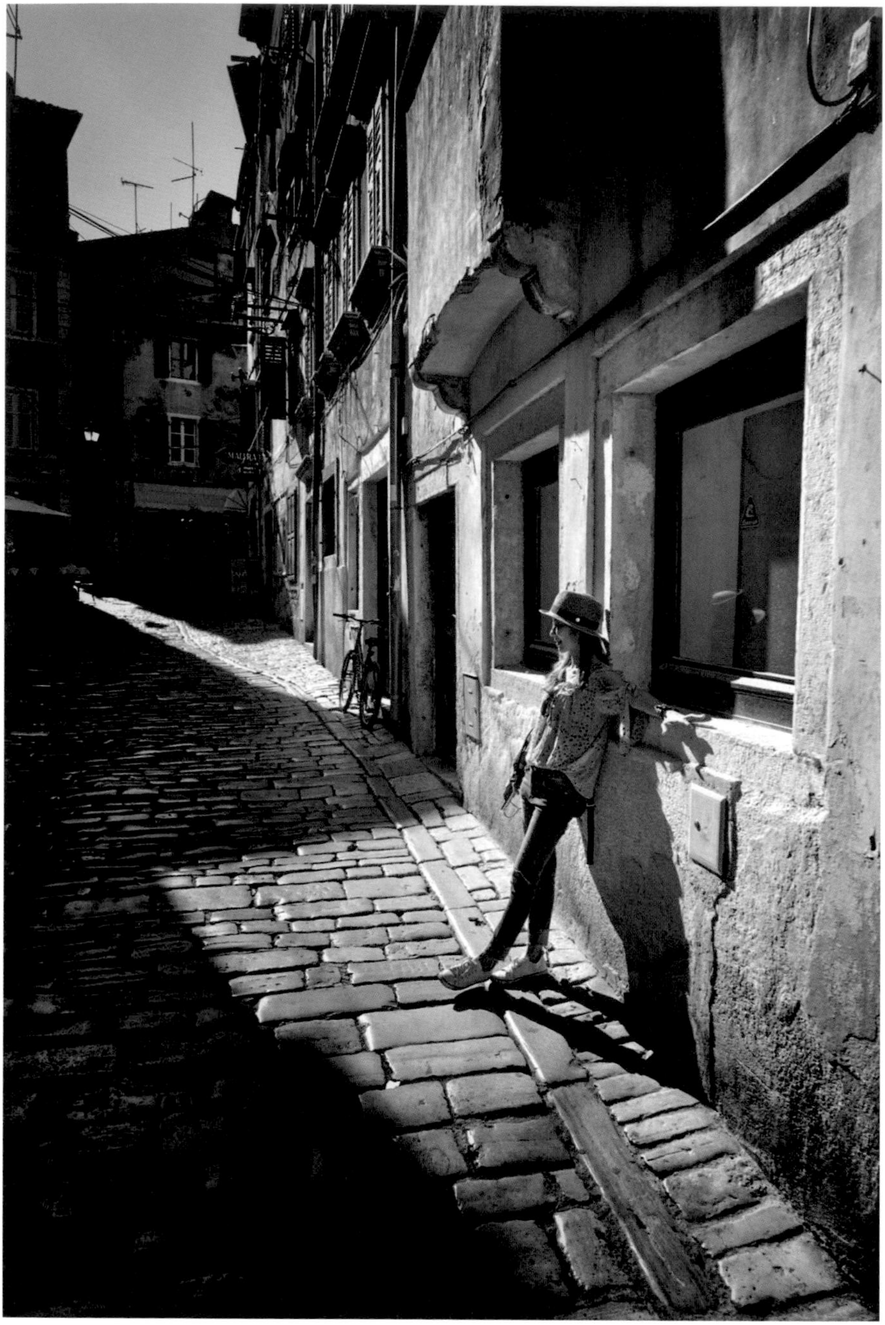

造「單身精彩」。

在單身一個人的時期，是擁有最充裕時間可以精彩自己的，我們可以找幾堂課程去學習。找一堂舞蹈課，開展自己的肢體，這對女人的柔曲線特別重要；找一堂外語課，充實自己的語言能力，在國外旅行時搞不好就能豔遇不斷。或是去上烹飪課，你一定有聽過吧，抓住男人的胃，讓他回到家後能與你甜蜜一餐。或是上繪畫課，開啟與美之間的連結，將美用在生活不同層面上。

有太多太多一個人的時候可以去做的事情。這一些看起來好像都是獨立的學習事件，然而這些學習卻常常意外增加我們內在的品質，也是我們智慧的資產。

如果你現在不學，等到結婚生子，永遠會有一堆無可奈何的理由讓自己墮落，更沒有光芒。

每段關係都會承諾我們去成長

如果你是單身，那我要恭喜你，因為你還沒出現的另一半，他正在地球的某一端。他也在學習，因為你給了他時間學習充實他自己，學會打理自己。

相對的，他也是這樣在等待你。這些看起來空窗的時間，卻是未來的伴侶給予我們最珍貴的禮物。

我們都要學會每一天都是「正式演出」的態度，在他或她還沒出現前，都為自己活得好看一點、精彩一點，為那一刻的來臨盛裝以待。

命運永遠不在於等待，而是在於去改造。你永遠不知道下一秒會有什麼劇情發生在你身上。

祝福每一個準備好的人，在轉角遇到愛。

在大馬路也會遇到愛。

在飛機上也會遇到愛。

在咖啡館也遇到愛。

在你準備好的時候，處處都是愛。

34 給公主病的人一個教訓

男人在我面前告訴我，這個婚他結不下去了。

我驚訝地問他，戒指都買了，之前不都好好的嗎？

是什麼原因讓他在最後一刻決定不、結、婚、了？

他說，雖然她長得不錯，但她常換工作，沒有辦法喜歡上任何一份工作。

當家裡整理好後，她就負責弄亂，也從不整理……就這樣又再列說了好幾項理由。總之，他幾經思考後，下了定論：如果跟這樣的女人結婚，他不會快樂。

看來這個未婚妻是一個標準有「公主病」症頭的人呀。

「公主病」的標準配備是：把自己看得很大，但能力卻很小；任性愛生氣；姿態柔柔弱弱的，像是風一吹就會倒；完全沒有自己解決事情的能力，各方面都做不到位卻自恃是公主，還要求男友得是高富帥的王子。

她用情緒控制身邊所有的人，老想著不付出就能滿足物質上的欲望；用臭臉和高姿態成為焦點，並認為男人沒有馬上迎合她，就是不愛她……

再列下去，我的白眼，就要翻到了宇宙最高的境界了。

創造自己的大磁場，就是真公主／真王子

我們正生活在一個「不確定」的年代，一個變化極為快速的年代，許多人對於這股能量感到彷徨，但對我來說卻是值得興奮的一件事。

因為「變化」是一種可以塑造萬物的好時機，因為沒有規則，充滿不確定，因此可塑性強，正好可以大大去改造。

多好的一個消息呀，老天送來一個美妙無比的禮物，任我們自由地發揮創造，任我們在這個變化的年代去享受變化的快感，這份禮物就像是拿著衝浪板，去經驗衝浪的快感，去體驗新時代結合創造力的模式。

什麼是新的創造模式？

在生活上，有越來越多的人放棄高薪，踏上樸實自然、與天地融合的生活型態。

在飲食上，有機環保意識覺醒，許多人食用於當季在地食材，嘗試自給自足，以利減少空運以及保護自然環境。

在工作上，多一點創造性解決問題的能力、少一點抱怨；增加自己溝通表達的能力，找對方

法專注在問題上，在同事間相互感染正能量，加上積極的心態自然容易有共識。

在關係上，啟動平等模式，女性的靈魂與錢包是自由的，男人也不必成為不能掉淚的無敵鐵金剛。

這是一個享受變化的過程，在過程中體驗萌發的生命力，就像站在衝浪板上面對一波一波起伏的海浪，嘗試放軟姿勢，找尋平衡點，而不是想盡辦法讓自己穩穩地站立於海面。那個追求穩定的舊年代已經過去。

跟得上時代腳步的公主們，開始要學會增添「內在含氧量」，在一個人的時候，靜靜地敷上面膜照顧美貌，同時也可以閱讀一本涵養智慧的好書。

別再說沒有時間看書學習，把看電視的時間拿來閱讀幾頁對自己有幫助的書籍；別再說小孩在身邊，你無法做自己，把滑手機的時間拿來滋養自己的審美觀。

王子們除了健身房，也可以踏進內在的靜心場，閉上眼睛專注於吸吐間的陰陽流動，男人可以溫柔如流水也可以有肩膀站出立場。經營自己的大格局，注重每一項小細節是強大磁場的不敗法門呀。

不論公主或是王子，都要為自己活出容光煥發的氣勢，當我們有這樣的格局時，不必再戴上防小人尾戒，小人看見你如佛陀般的萬丈光芒，也會立刻退散！

你選擇成為怎樣的一個人

流行樂壇天后瑪丹娜說：不管你的身分地位是什麼，都能隨時改變，塑造出更好的自己。

阿里巴巴創辦人馬雲說：別把抱怨當習慣，人類「進化」了抱怨。

那位在舞臺勇敢 Play 的天后蔡依林，超越網路對她的霸凌，征服了被捆綁的局限，她的格局成就了自己，在自己的道路上暢快 Play。

現在的你，不論是老闆還是員工，單身還是已婚，二十歲還是五十歲，都可讓自己內外兼修。這個把自己交給自己的年代，如果你沒有內在，穿再好看的衣服，也會覺得很空虛。

別追尋「託付終身」的假像而迷失了自己最真實的樣子，作自己會讓你更有安全感，當我們鍛煉一身的本事，強大自己的氣場，你看起來一定會很迷人也很有力量。

別總在心裡盤算著還有什麼後門與退路，暫時逃避也不會是成長最好的方式，有時候就是要狠狠炸掉舊思維，炸掉不敢離開的原地，就像破繭而出一樣，你反而會找到一條最善待自己的路。

真正的公主，是在生活最慌亂的時候，依舊可以獨立的知性女人，你可以優雅的蹬著高跟鞋，一手抱著孩子，一手頂著天，就算天要塌下來仍昂首闊步，以閃耀的眼神及堅定的口吻說：別怕，有老娘在。

真正的公主，該溫柔的時候溫柔，該體貼的時候體貼，該裝笨的時候裝笨，雖然內在意志堅強，也要坦然表現出女人的嬌弱，告訴你的男人：我拿不動，請幫我好嗎？（咬嘴唇）

而真正的王子，是在開會的時候，氣勢磅礡地表達自己的創意理念，如果這時老婆突然視訊你，也不吝在眾人面前，露出寵愛的表情說：老婆我在開會，等等回你電話，love you！

很有想法又擁有進化能量的人總能讓我傾心。

像是工作回到家會陪著孩子一起玩耍的人。

像是在夜裡靜靜地看著天空哼著歌曲的人。

一邊讀書，一邊不忘敷面膜的女人。

就算在外地出差，還天天寫情話給老婆的男人。

大哭之後，洗把臉繼續前行的人。

大吵之後，依舊擁抱彼此的人。

不要抓著雞毛蒜皮的想法不放

我在生命不同階段都會有糾結點，可每一次過了那個階段再回頭看，就會覺得過去的糾結也不算什麼。

因為這樣，每每在當下有任何難關，就假裝讓自己快轉，快轉到一年後、兩年後……從未來的角度看看自己的現在，困住的死結、在意得要命的情境，可以怎麼處理？頓時，那些以為過不去的糾結就會快速散去，像撥開的迷霧。

如同去年、前年的衣服，不合適了，就捐了吧！因為今年的你已經不一樣了。別再不捨了！那一段不會讓你感覺到幸福快樂的戀情，就分了吧！別再緊抓了！

每一個現在的決定都會呈現在未來的日子裡。

換一個心態、換一個髮型、換一顆心，比起固執的活在叫天天不靈、叫地地不應的日子快活多了吧。

認命、固執、堅守，這些從來不在我的選單裡。相反地，我選擇擴展自己的大磁場，創造自己、進化自己，這是愛自己的一個宇宙法則。

別再害怕沒人愛，嫁或不嫁、娶或不娶、生或不生、好或不好，都沒關係的，都不怕了。過了這一站，就讓自己站上衝浪板，活出那個內外協調、陰陽通融的公主與王子。

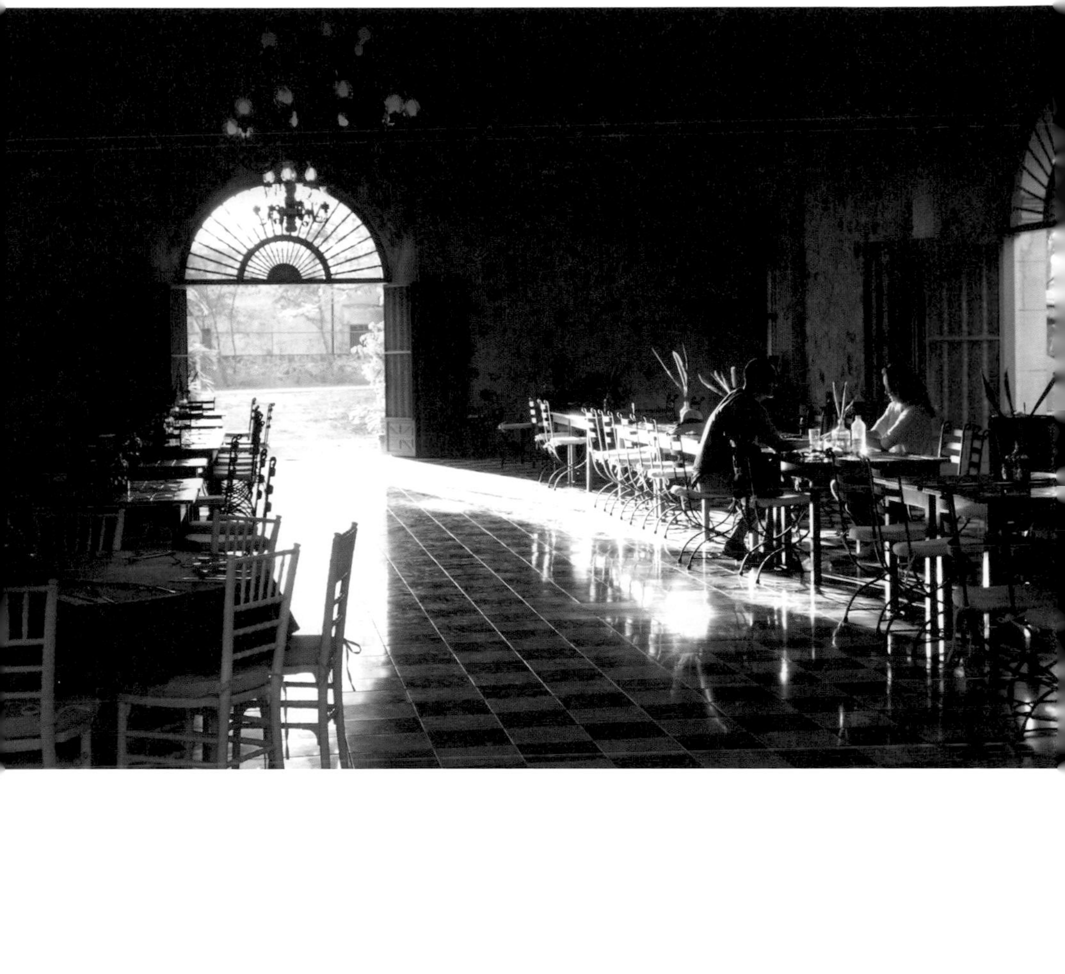

35 管他什麼節日，做一位永遠的「心」才是真女人

祝三八婦女節快樂！這一天早上起床後，看見手機簡訊，瞬間被驚嚇醒，這幾個字，大得好像是飛出我的手機視窗，直挺挺地顯現在我面前。

多大的打擊呀！對於「婦女」兩個字，我不能接受。

我躺在床上冷靜下來，想想自己為何那麼抗拒「婦女」兩個字。因為在過去的傳統裡，大家喜歡把超過三十歲，以及結了婚的女性朋友稱為「婦女」。

於是婦女又有許多的聯想詞出現，什麼「嫁雞隨雞，嫁狗隨狗」、「相夫教子」、「嫁作人婦」、「婦人之見」、「三從四德」……怎麼平常成語不好的我，在這時候可以朗朗上口的說出一大串。

在過去的時代，婦女這詞兒，充斥著被壓抑的能量。

「婦女」就等於在家打理生活、生許多孩子，就是個好太太的模板。

「婦女」就得聽從老公的話，老公出門賺錢養家活口，回到家裡太太要端上熱茶與拖鞋。

老公要負責房貸、車貸，一整個家的保險費，吃喝玩樂就更不用多說，全部一手包辦，壓力很大還不能說，想要哭也不能哭，只因為，他們是男人。

以前我常常覺得，天呀，當男人實在有夠心酸，但我也不甘願當一位婦人呀！更悲慘的還有可能會變成愚婦。

過去四〇年代男人一手扛起家計，女人成為阿信；七〇年代意識與行為出現斷層，雖然產生了新的思維，但這個世界還跟不上新作為的腳步。而現在，男女不僅有著競爭能量，更是進入了一個共通的平台。

生活的模板已經進化了

西蒙．波娃說：女人最大的問題，就是她們永遠有一條舒服的退路等著她。如果在職場上混不下去，就回去當主婦，然而這條也可能是條絕路（請畫重點，寫下來每天念三遍）。

當女人在工作上做不好的時候，心裡就想，回家去吧，回去讓老公照顧好了。讓我深深覺得，這年頭當老公的人，注定辛苦一輩子。

現今是進入陰柔能量的時代，一切都不一樣了。

女人已經覺醒，紛紛告別了在生命裡所扮演的「怨婦」角色，現今是一個男人與女人要混搭合作一起創造的時代。

女人將自己的想法與創造力以行動展現在各行各業中，活出了魅力、展現才華，不再想著「老公你不買包給我，你就是不愛我」，更不會跟老公撒嬌問「我想要這個可不可以？」

傳統思維就像斑駁的牆面，一片片的掉落，女人可以自己賺錢，可以大大方方地花自己的錢購物，也分擔房貸車貸、還有小孩的學費。

這是一種自己給自己的自由，男人可以好好鬆一口氣。這個時代允許男人柔弱，允許男人被支持的需要，允許男人可以投入女人的懷裡好好地被愛。

「剩女」這個詞，OUT

我不得不說，在我認識的朋友裡，那些單身女人都過得很好呀，既豐盛又自由、很有彈性，身邊多的是人追求。然而，在她們的生命中，目前有比結婚生子更重要的經驗要去享受、去體驗。

這些願意展現才華的女人，將來結了婚、有了小孩，仍然很有力量。她們的自信能把家庭與事業照顧得好好的，她們從不認為自己是「剩女」。

因為她們一直都是「勝女」。

前一陣子我又回顧了《慾望城市》，故事中的四個主角都是些老女人了，但我每一次看，都像個在戀愛的小女孩一樣，覺得當女人真的很享受，享受打扮、享受老天爺給女人的靈魂本質。

「美好得讓我似乎回到了我的三十五歲。」劇中凱莉說的這句話，一直讓我很深刻。那瞬間我像是換了一個信念，讓我沒再那麼害怕的三字頭年齡。我告訴自己，如果每個年紀都可以為自己雕刻出不同的精彩印記，每增加一歲，我就更開心一次，再也不需要因為區區數字而引發身體裡源源不絕的恐懼。

越有年紀眼神越有光，靈魂就越是清澈越是明亮，改變了心態，凡人也能享用「勝女」的光環。

對我而言什麼是girl？

我曾經跟老公家常便飯的聊著運動這件事，那時他說：「如果妳現在運動覺得辛苦，到了妳四十幾歲後再運動，妳會覺得更辛苦、更累。」

聽完後，我馬上從沙發跳起來，鋪上瑜珈墊。那一句話，有著恐懼卻又充滿支持，讓我開始運動持續到今天。

girl不分年紀，但我們要為自己的儀容、面貌還有身材負責。

每一年，我都會計劃為我的腦袋進行幾次的大保養，不管是出國旅行，上上喜歡的課程，或堅持閱讀與寫作的習慣，在過程中，不是被逼迫的，是自己也非常享受的。

girl不分年紀，但我們要為自己的內在與談吐增添不同年齡該有的魅力。

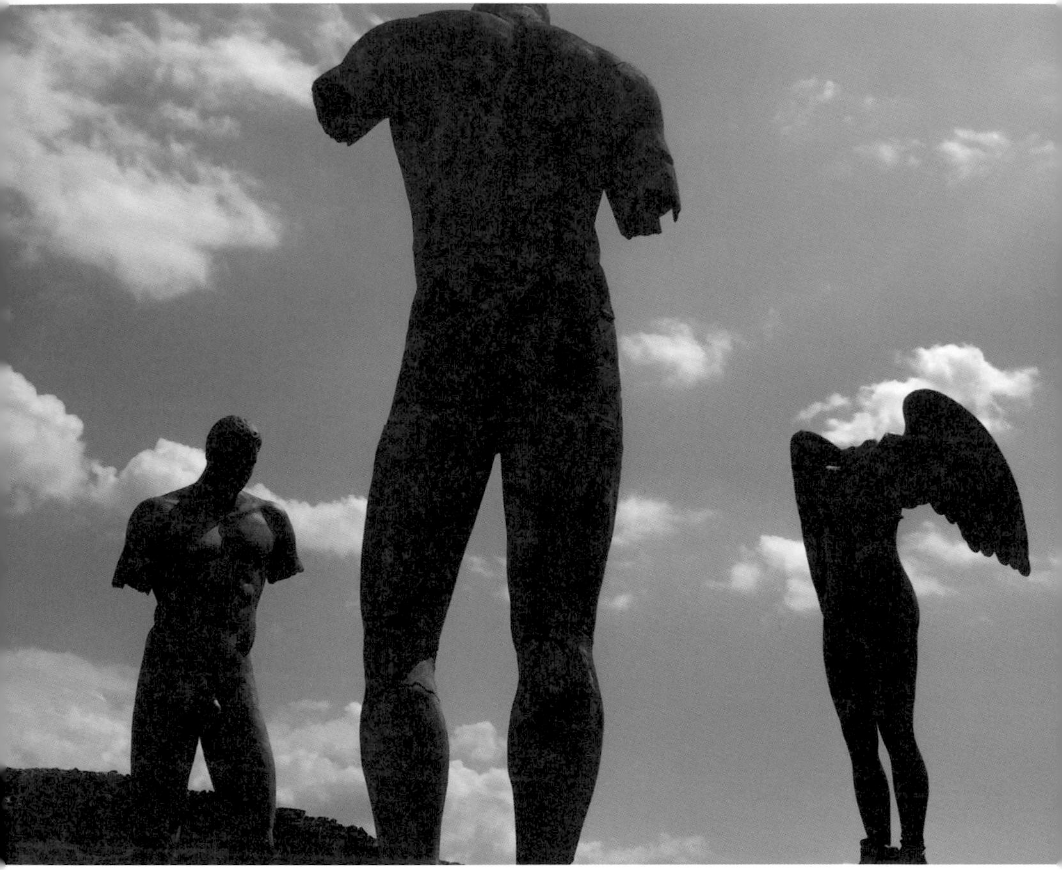

探索自己的天賦，找出除了現在工作以外的興趣，在興趣中更進一步的鑽研與專精，在未來生活模式裡，工作與興趣將不再有區分。

對我而言，豐盛的定義就是把興趣與工作結合在一起，「退休」這兩個字，在未來提升的世代裡將會消失。

girl不分年紀，但我們要為自己的羽翼灌入滋潤與養分。

困住一個人的永遠不是年紀，而是企圖心、是眼界。歡迎加入girl行列，這裡不分年紀、不分派別。

像我們這樣的girl，可以活得越來越精彩，越來越過癮，也可以過的驚天動地，卻又平淡溫潤，如同日常不可或缺的白開水。

當然我們也可以奢華頂級，同時也無形象包袱的在路邊攤享受一碗道地的陽、春、麵。

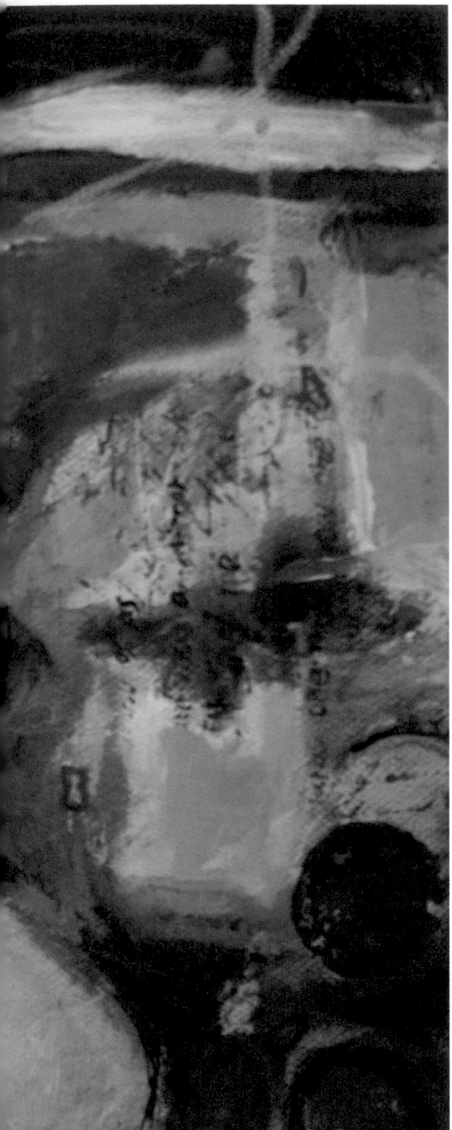

36

享受探索

魚會張開翅膀在雲裡游泳

夜裡寫下昨日的對話
把心中盤旋的呢喃卸下

南瓜肚子深藏願望的種子
大膽搓揉未來的幸福
一字一字入進阿卡莎紀錄
納迪葉通道讓勇氣不再蒸發

沒有人可以改變你想要的劇本
夢想是糖霜
行動是牛奶
攪拌中低速加入光

探索就是光速的長相
光速需要探索的意願

探索是旅行生命的打卡
趁新鮮享用

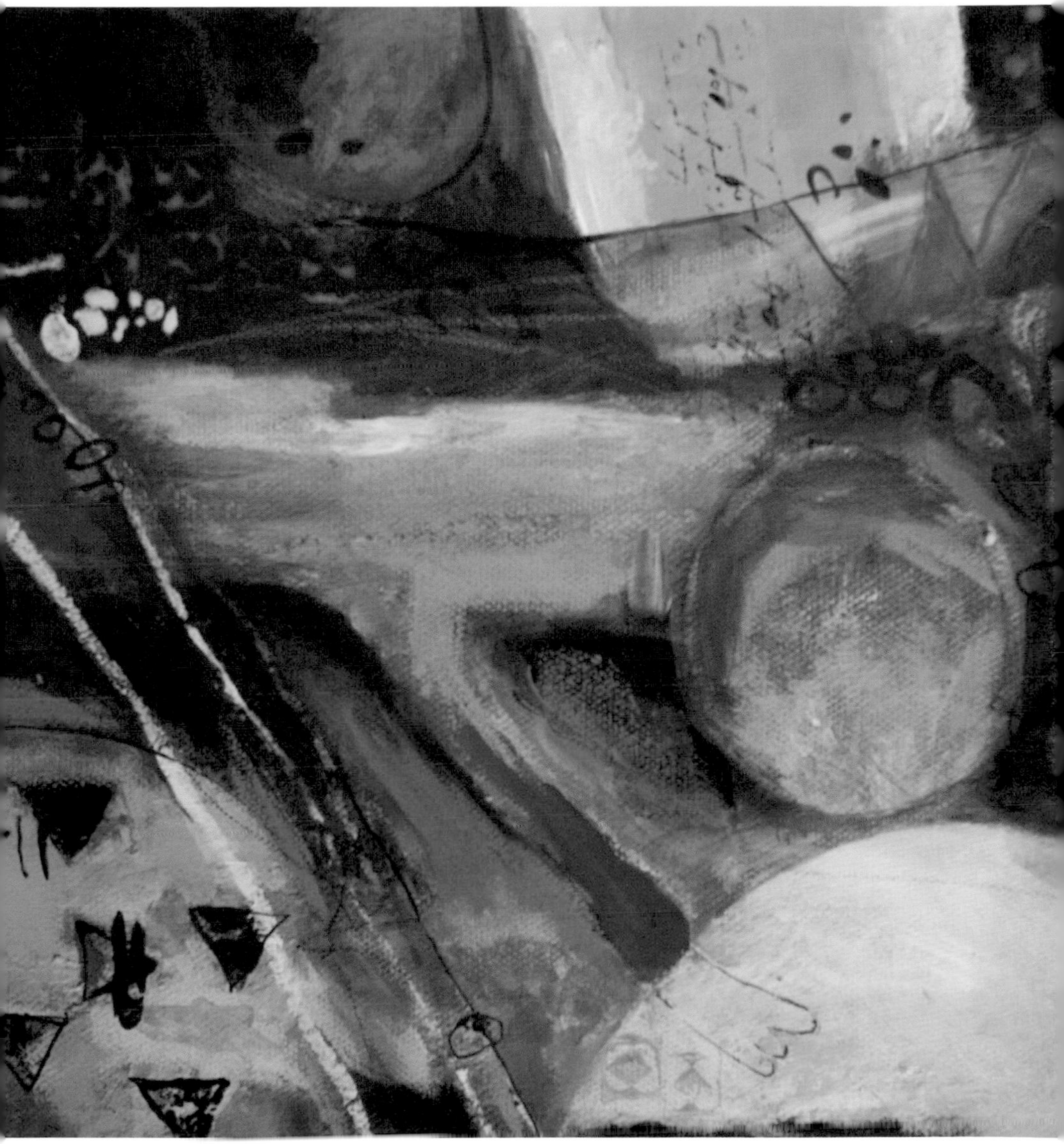

37

享受萬物給予的浪漫

有你的快遞　屬於我的浪漫
黑夜伴隨著星星　是天空的浪漫
春天有雨水滋養　是大地的浪漫
旅行終點回到家　是圓滿的浪漫
冬天的爐火　是團聚的浪漫
日落滋養愛情　是情侶的浪漫
塗上口紅的唇　是把話語說浪漫了
流逝的青春印著你的回憶　過去也浪漫了

被窩溫暖失眠幽暗
浪漫漸層了黑夜的彩度
在每天謝幕前
記得　萬物都給予你最特別的浪漫儀式

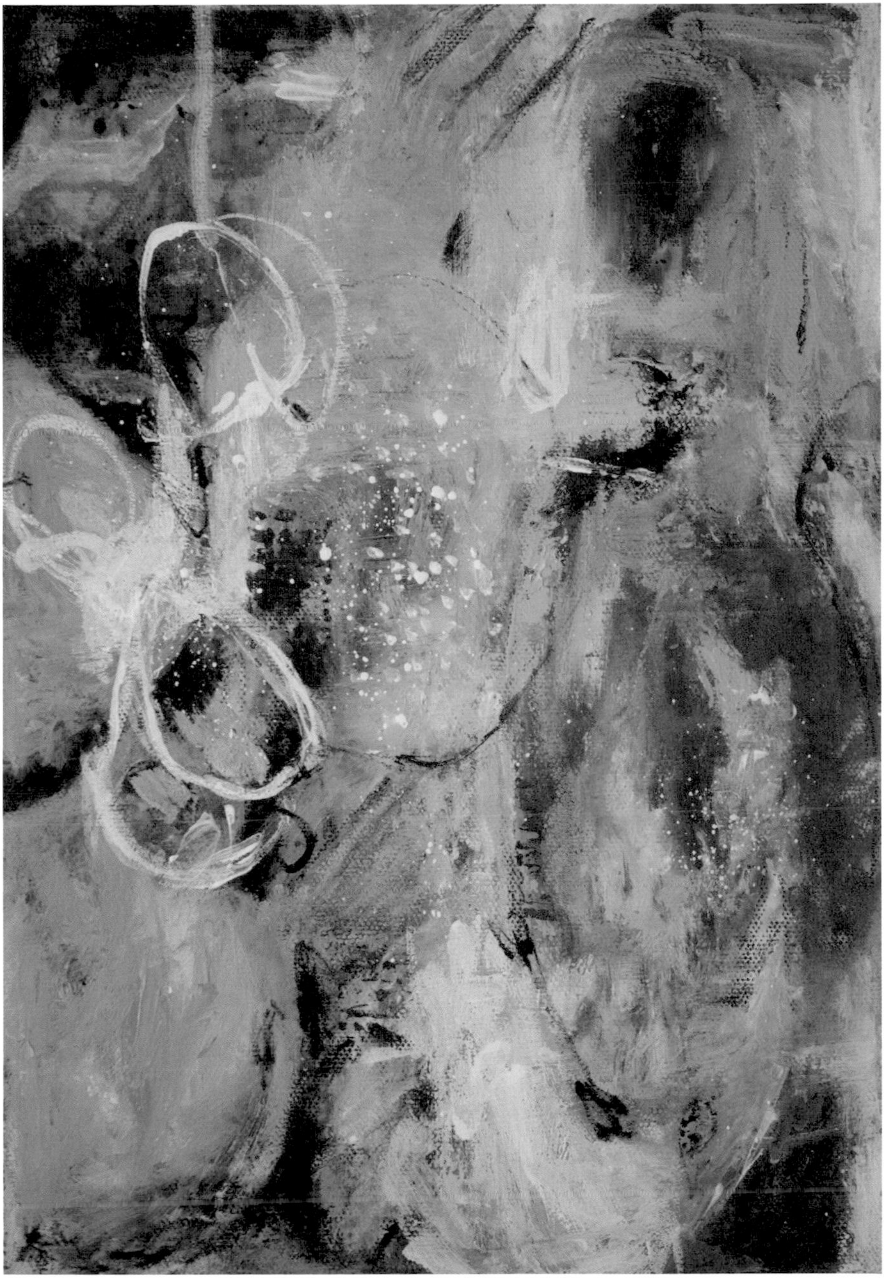

38

享受萬物給予的擁抱

抗拒與拉扯間
擁有一朵玫瑰
可以安撫掙扎的瞬間

投降與放手間
丟棄過期的故事
再次從新踏上月球另一端

擁抱　是一片一片花瓣　輕柔搖醒清晨的吻
擁抱　是貓咪靠近掌心　牠的臉柔軟了你的手
擁抱　是開門瞬間的一杯酒
擁抱　是長夜裡的一顆糖
擁抱　是夏日夕陽下的並肩

擁抱　是我走向你　甜蜜譜成一首歌

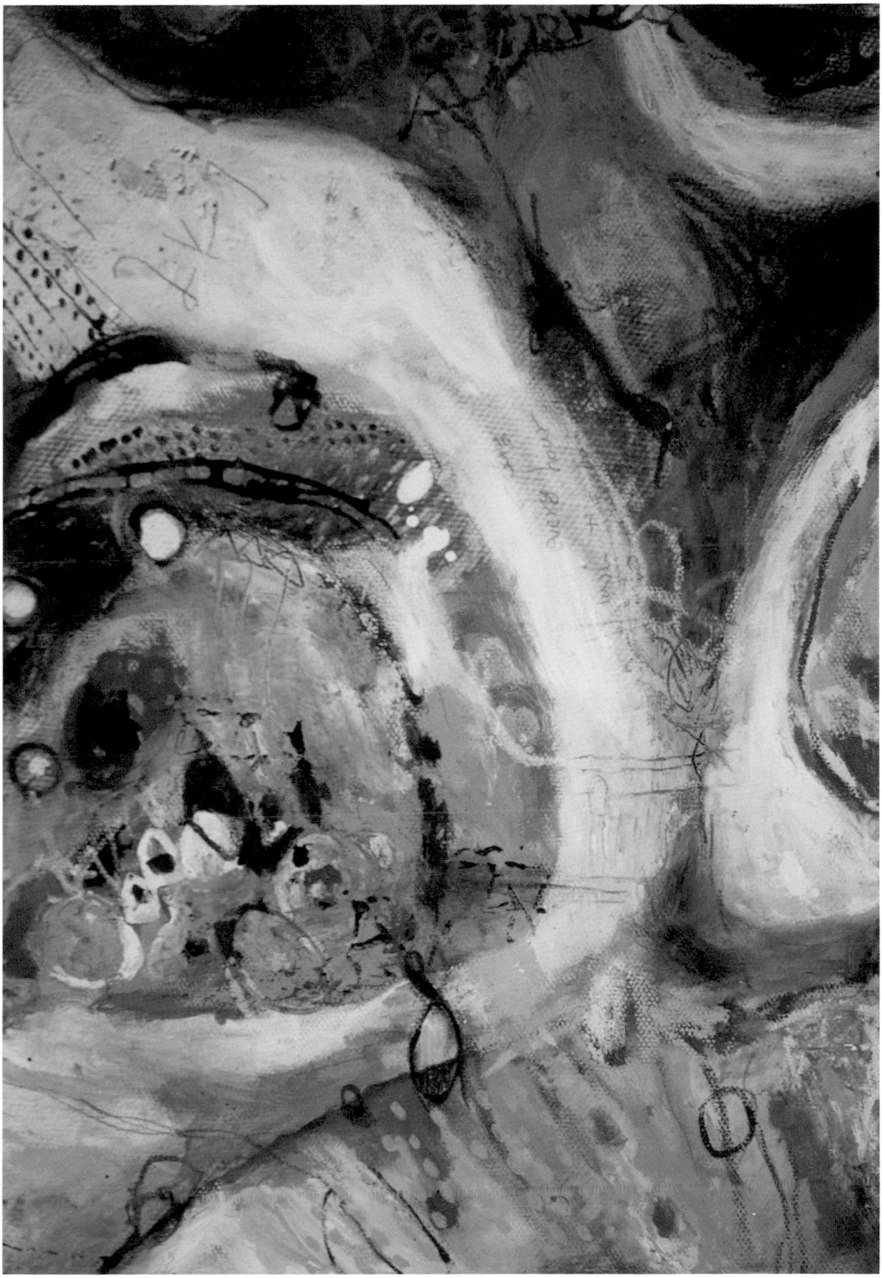

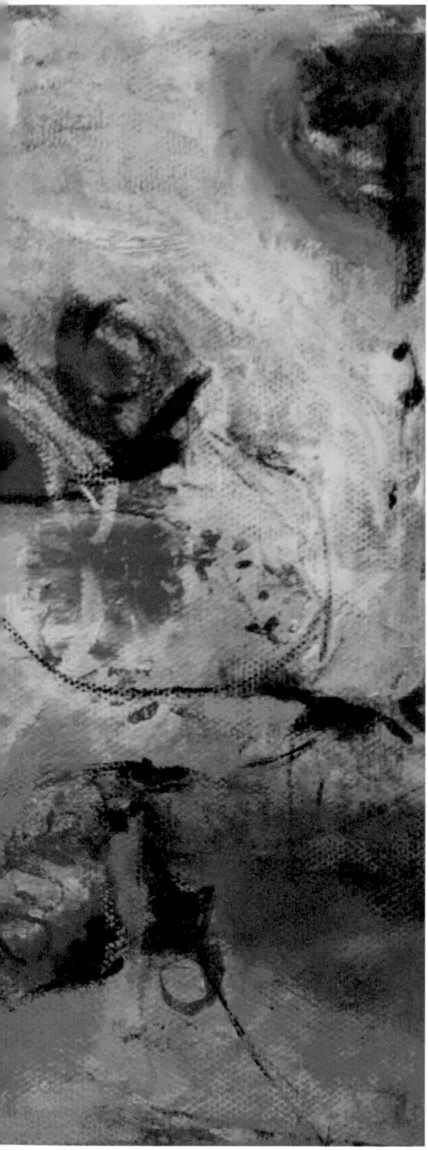

39

享受天真

眼睛裡裝有星星　未來道路就會很明亮
拿著階梯爬上星空　吃下一口粉白的雲朵
坐上旋轉木馬可以忘記憂傷

橘子汽水是一陣活潑的風
把失溫的記憶一點一點喚醒
鼠尾草調和海鹽
是我遇見你的夏天
你　奔跑在沙灘　吶喊在山谷
你　吻了清晨的露珠　享受樂章曬在月空下乘涼

數羊睡覺的日子　隨著成長漸漸消失
上了發條的兔子　叫醒我未完成的夢想
融化的冰淇淋可以延伸不想起床的時間
黑夜中蝴蝶變成了煙火釋放出美麗的夜空

蜜桃色調
帶你越過停滯不前的囧境
將彩虹披在疲累的身上
瞬間精神就會飽滿

偷偷告訴你　擁有頑皮的笑容
日子就會走得很溫暖
天真　是大人　還有大大人

不老的聖品

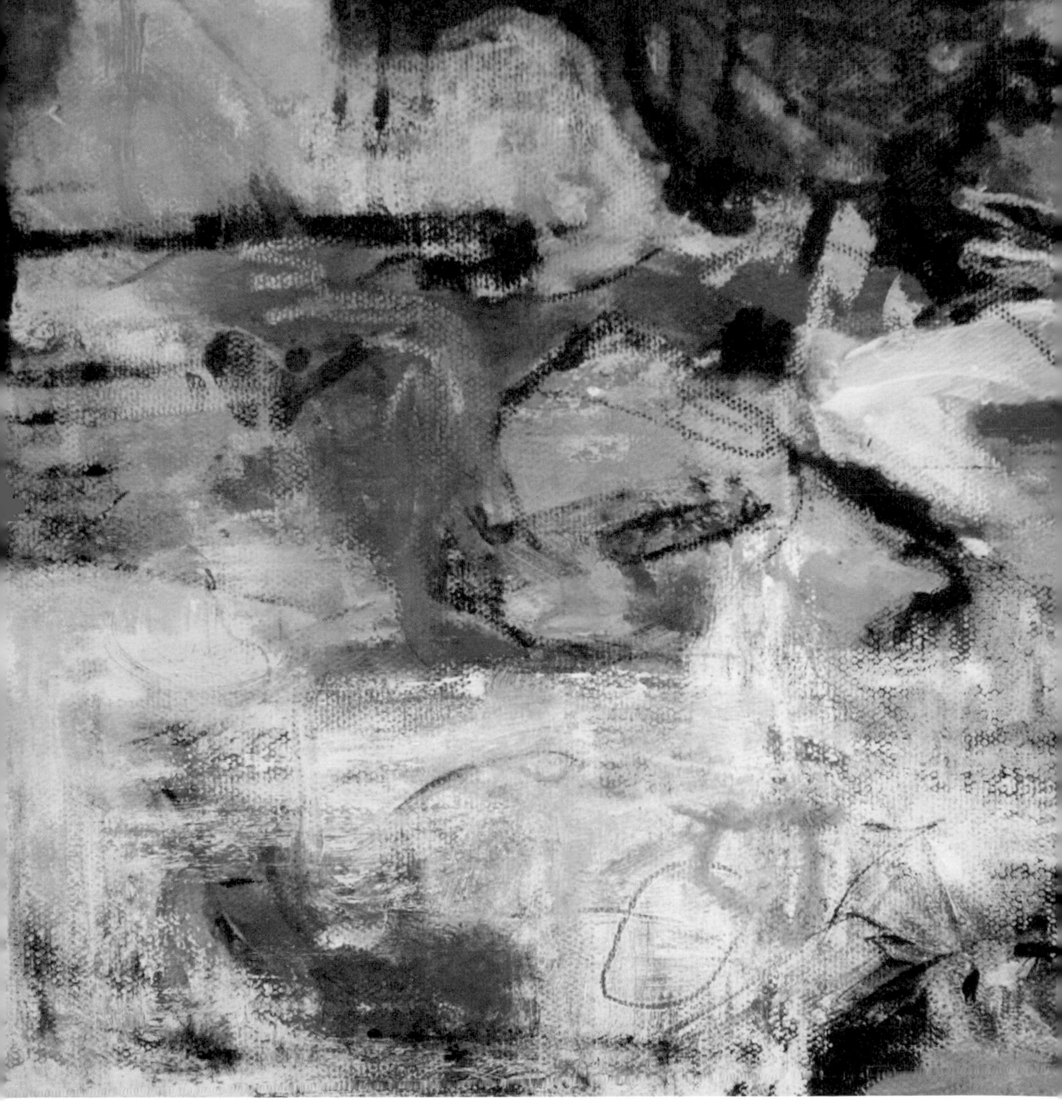

40

享受輕吻

吻是　光和愛的樣子
吻是　天鵝絨的光澤
吻是　黑夜裡的月光
吻是　任性時的魔法
吻是　愛情裡的泡泡
吻是　三月裡的春風
吻是　無性別的告白
吻是　跨時空的印記
吻是　舊時代的溫柔

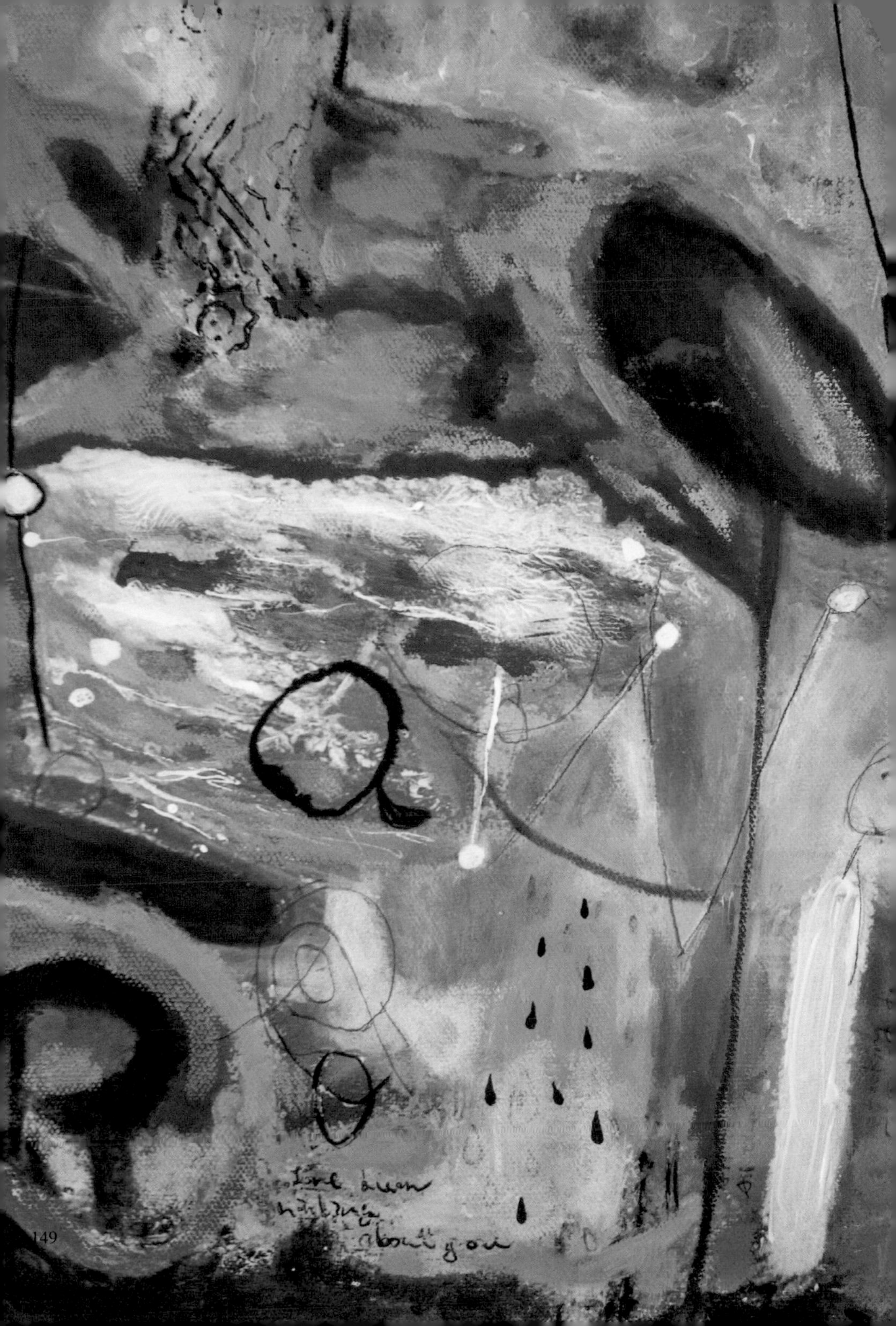
I've been
about you

41 享受閱讀

把文字呼吸到身體裡
用感受融合朗讀情節

讓 體溫融化
讓 眼睛靜修
讓 感受旅行
讓 身體安靜
讓 頭腦專注

一張紙翻譯了故事
一段情境添加告白
在閱讀時時光暫停光陰
身體失憶了年紀

一段話述說了一生
在字與字間
逗點
是青春的結業

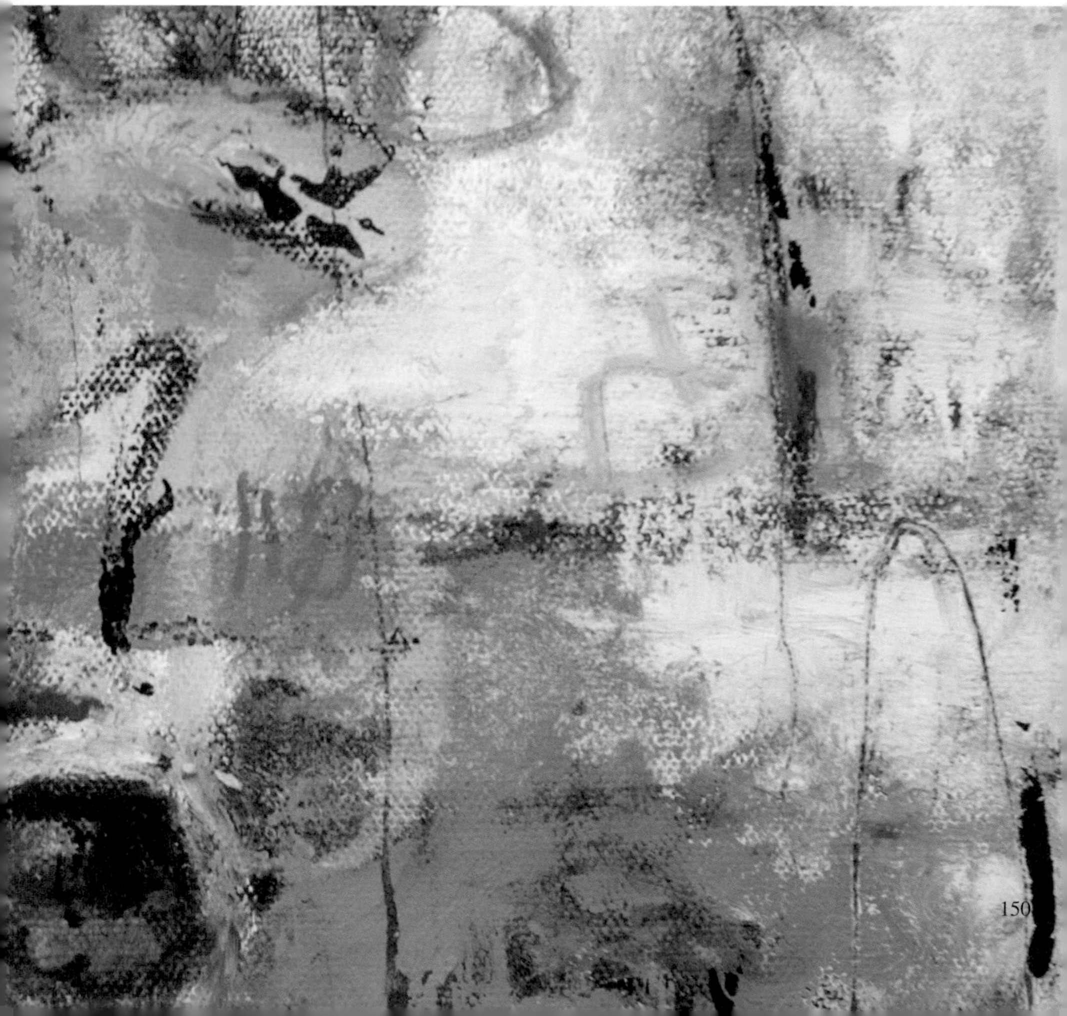

踏上屬於自己的習題

在行與行間句點
是生命下一段的開始
除了不放心
其餘的都是最好的安排

一段落
一章節
一本書

是每天的安靜
覺察
是世界在安靜的與你對話

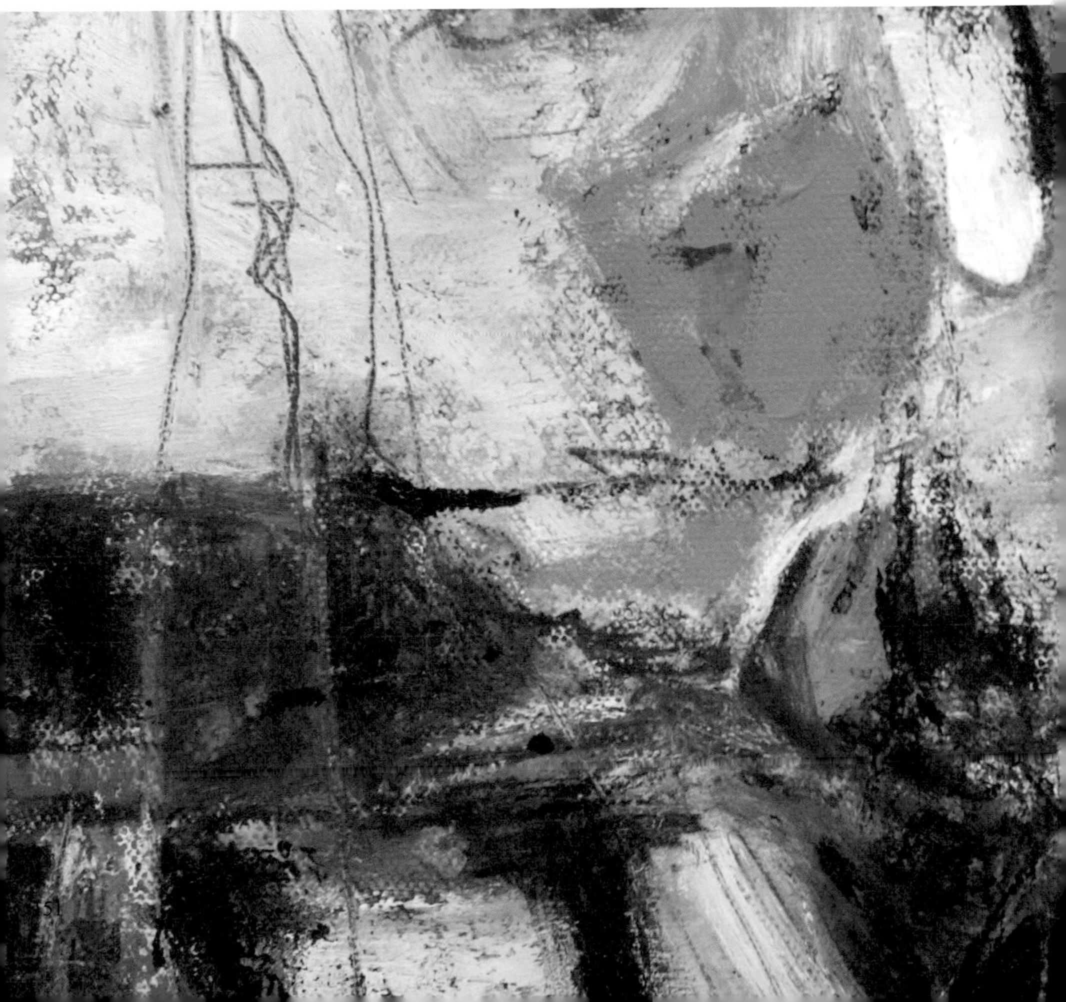

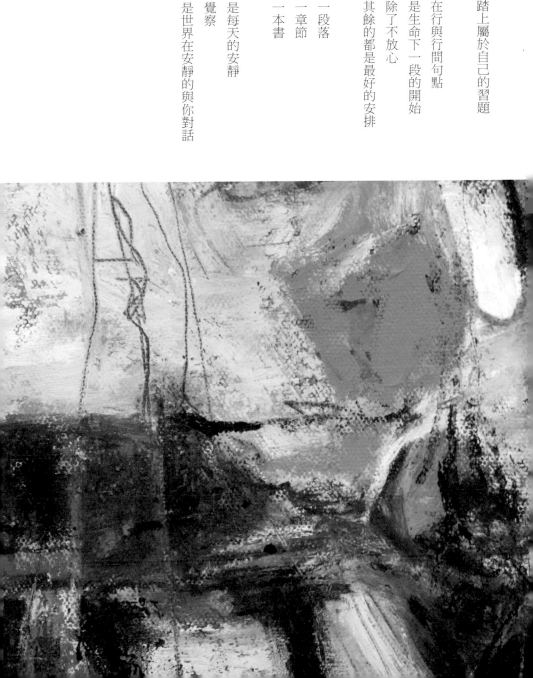

42

享受豐盛

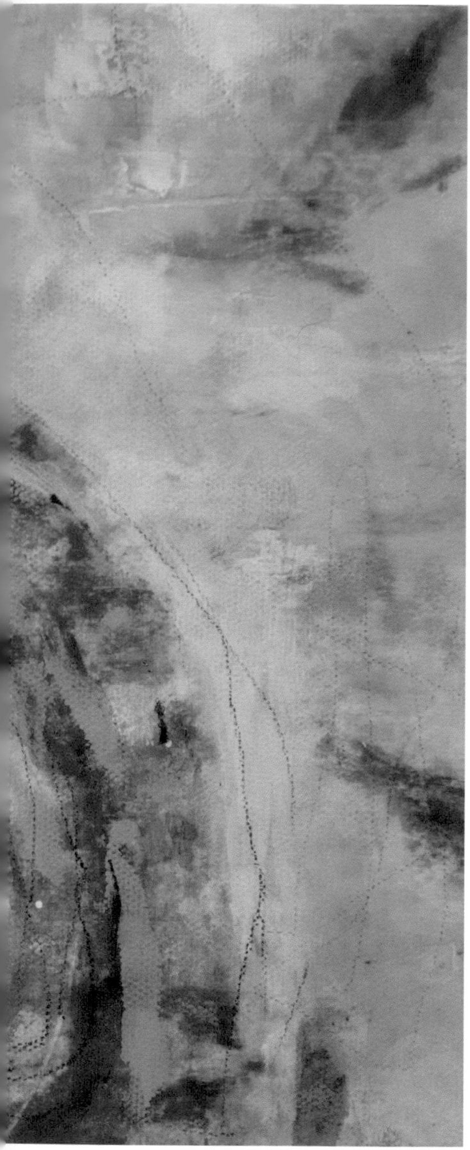

萬物永遠閃亮
內心　每一個空間
思想　每一道軌跡
說話　每一句表達
都和宇宙豐盛連結在一起

空間　儲存安靜
生活　流星痕跡
內在　月光皎潔
對錯　森林迷霧
情感　掌心溫度
宇宙把豐盛串連在一起

呼吸　當下
把自己寵愛在懷裡
宇宙的豐盛把你連結在一起

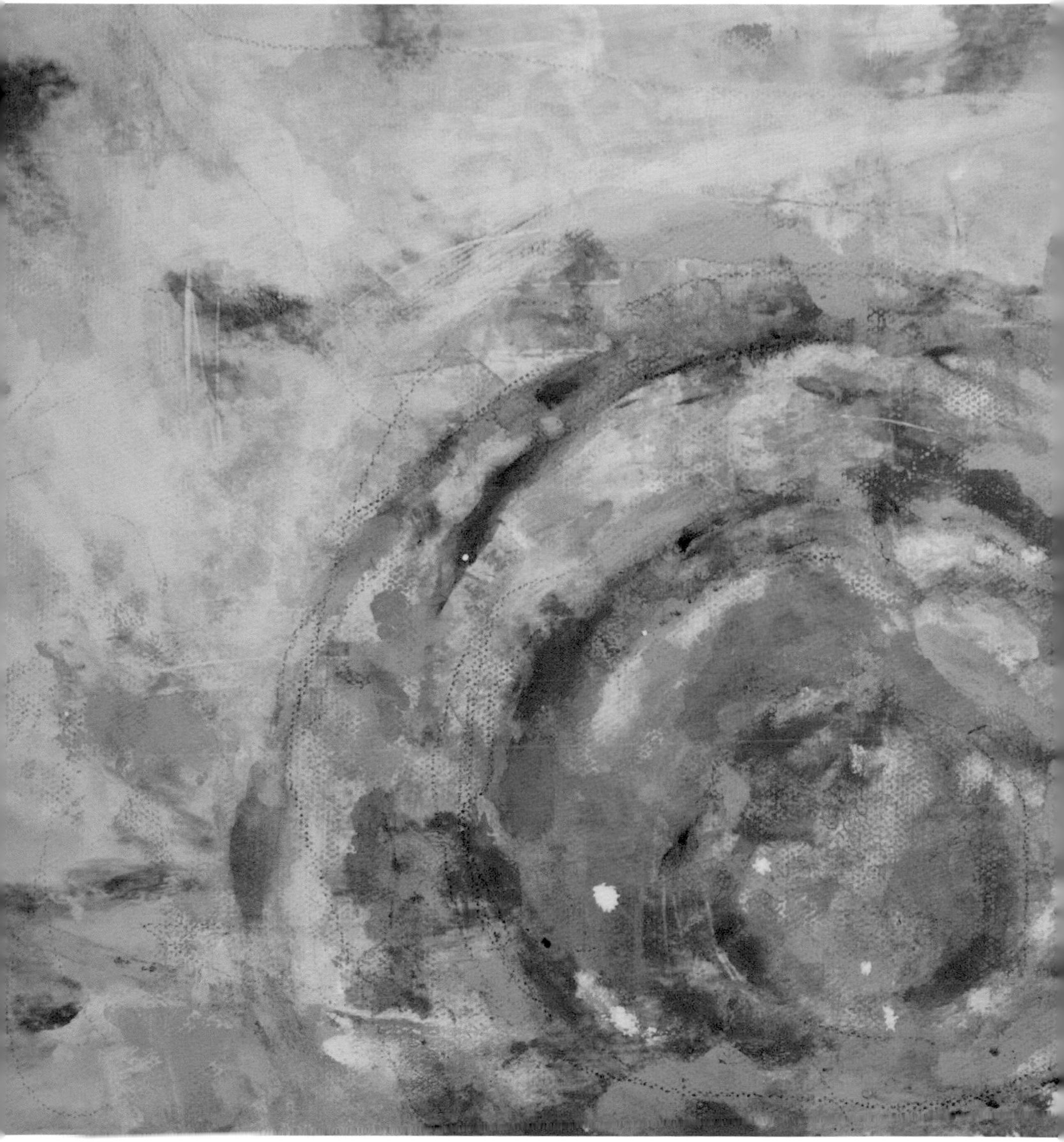

享受瘋狂

43

跳躍橫跨無邊際的牆
看穿平行時間的假象
終止膽怯猶豫　給自己追求不罷休

瘋狂可以填補不完美的角落
瘋狂可以修補裂痕中的不完美
瘋狂可以不後悔沒有結果的遺憾
瘋狂是任何年紀裡前進的翅膀

無悔
無早知道
無如果
無當初
無可是
無之後再說

臉上有無悔的笑容
愛裡擁有創意驚喜

需要瘋狂來挑逗屬於自己的全世界

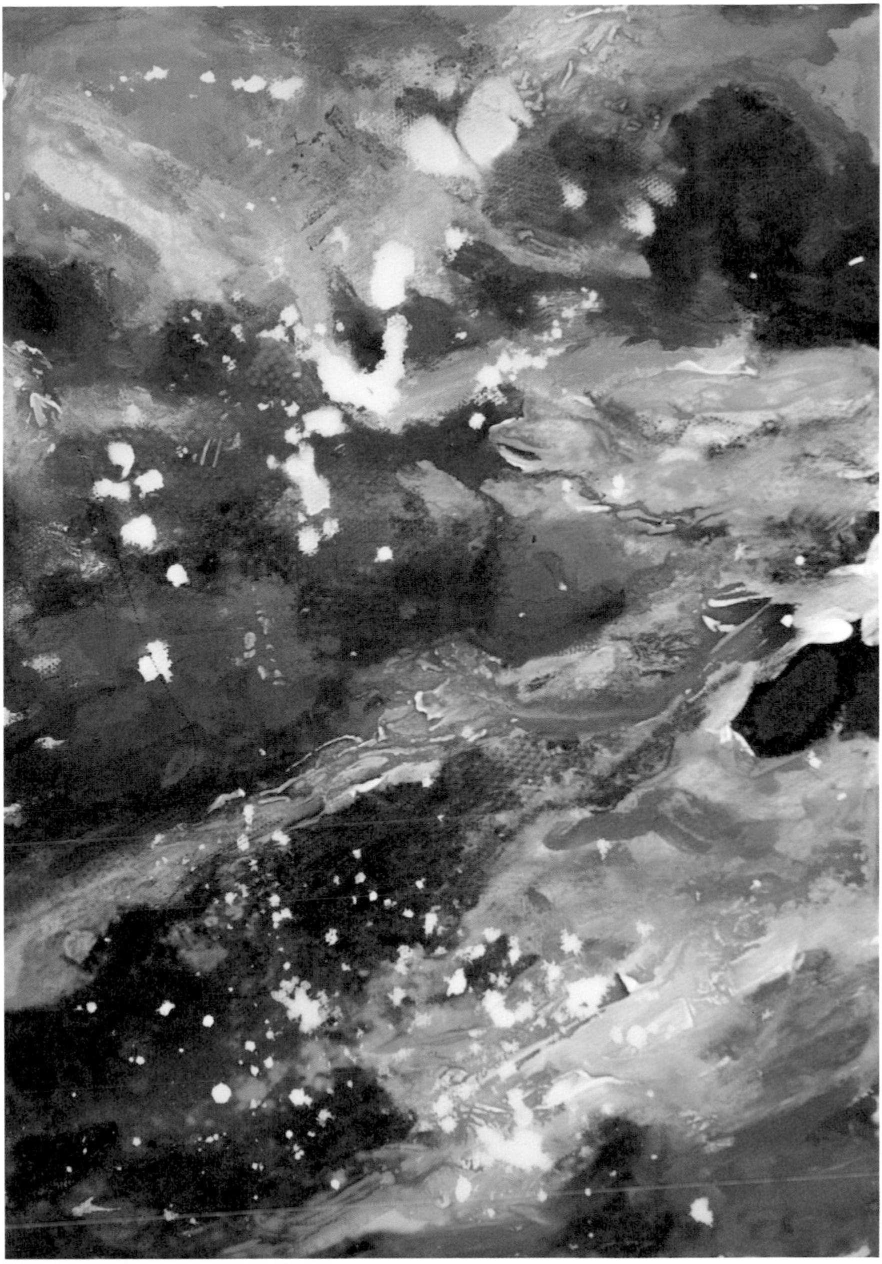

44

享受慶祝

太陽曬著情緒　藍夜不再流淚
掌上有你的氣味　幸福的風平浪靜

因為　如此靠近　所以慶祝吧
因為　在你身邊　所以慶祝吧
因為　晚風輕吹　所以慶祝吧
因為　小貓喵喵　所以慶祝吧
因為　音樂柔美　所以慶祝吧
因為　放下過去　所以慶祝吧
因為　簡單純粹　所以慶祝吧
因為　決定振作　所以慶祝吧
因為　愛上了你　所以慶祝吧

因為眼睛看的都是美好
因為心裡完整　所以眼睛都看見了美好

應著潮汐　地球的旋律
愛的供應未曾放假過

因為這個世界有你一同存在

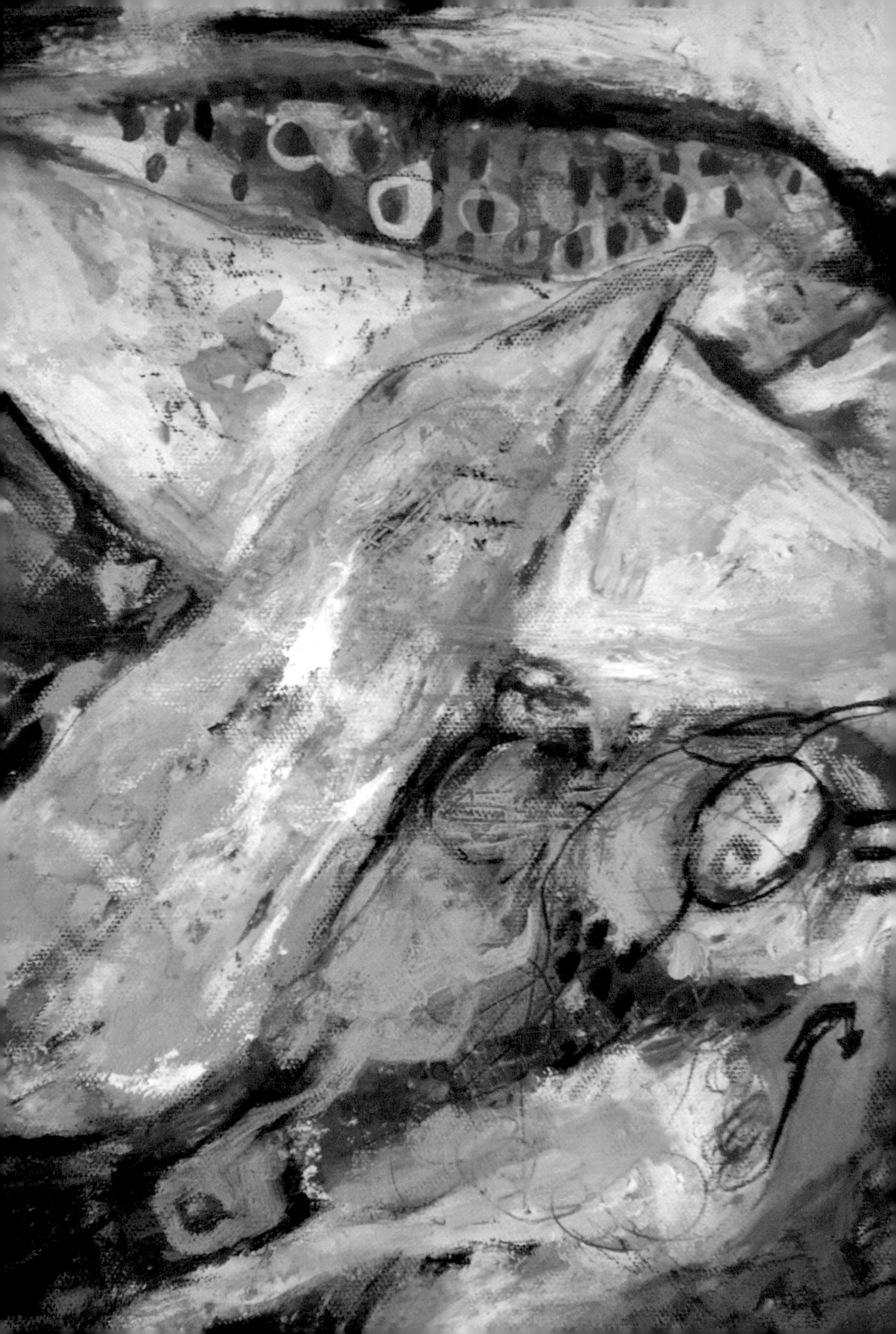

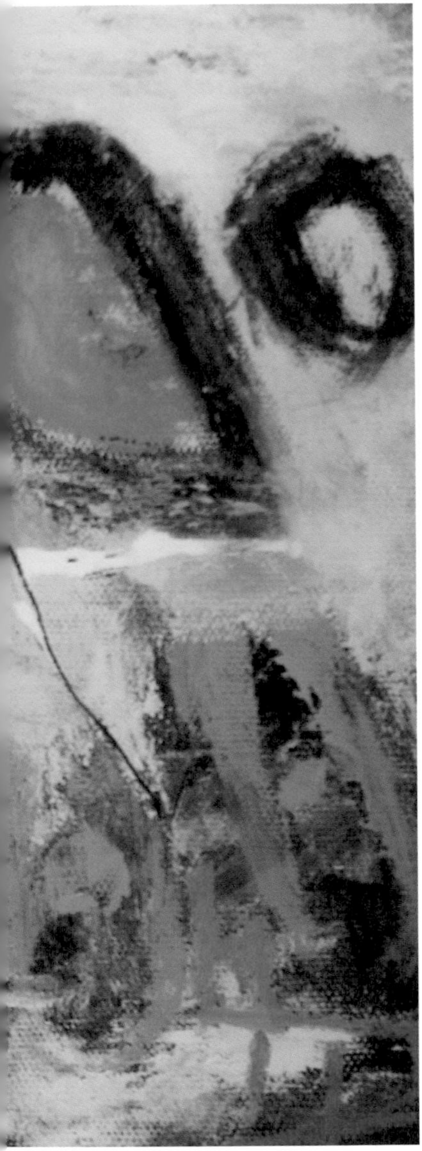

45

享受心想事成

當我充滿力量　會因你　而綻放

和諧裡有順序　因為潮汐在運作

心想事成　幸福了生活
事成心想　未來的輪廓
情感豐富　醞釀了結果
豐富情感　綻放的煙火

小宇宙對應大宇宙
金字塔對應北極星

每個生命都填上飽滿
就能擁有奧妙的完美
無畏懼前行　帶著下一步在微笑
過程有深有淺　但愛卻不偏不移

歡迎跟我一起進入心想事成的星球

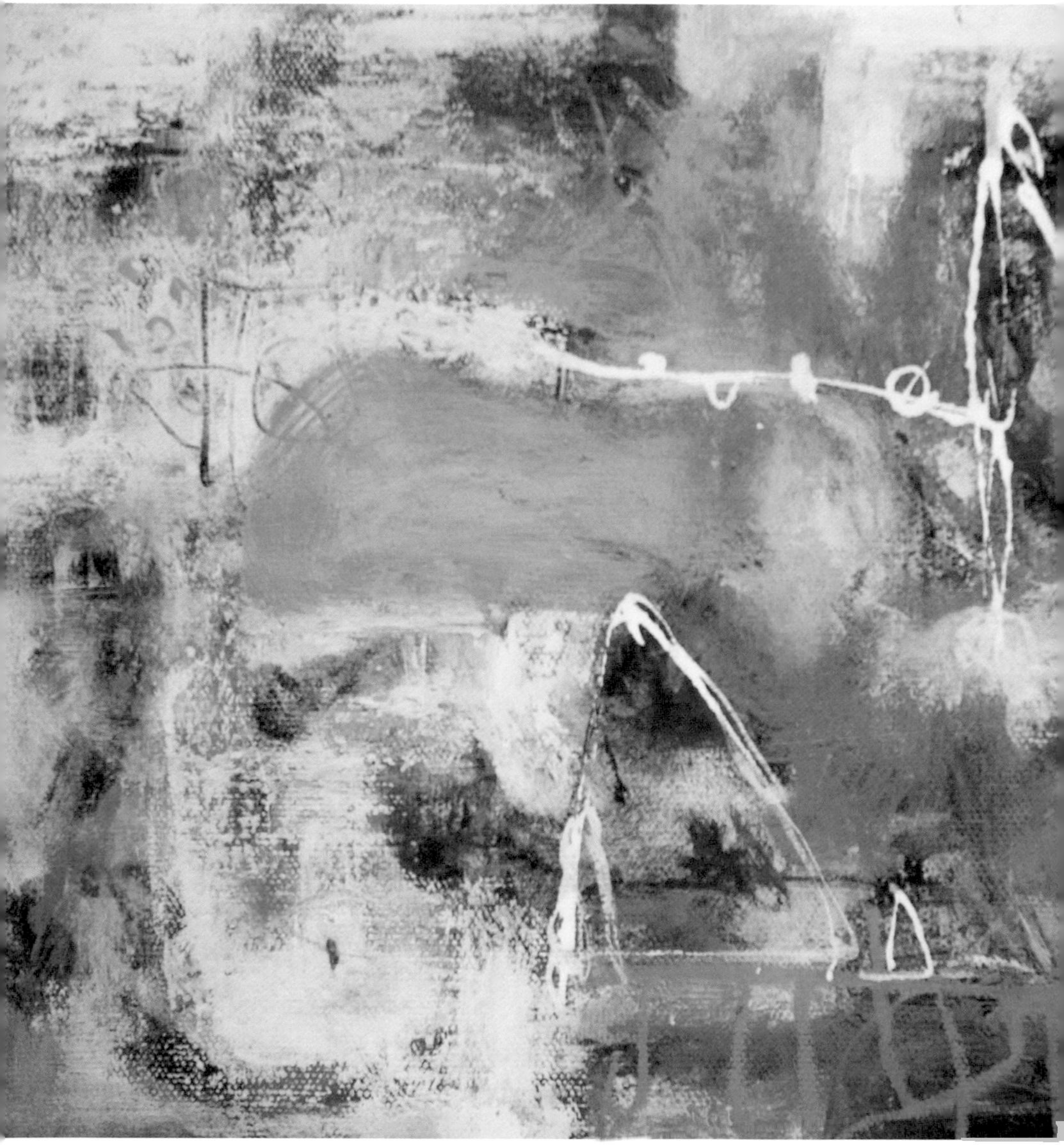

第四空間　原來，愛是這麼一回事

你認得出愛的模樣嗎？世界上有一種愛，以特別的方式呈現，我稱它叫作「與眾不同」。

從小，我就能看見一些來自不同次元的美麗光暈，這些光暈都有著不同的色彩，它們會再組合成一道更強大的光來到我的身邊，進而支持我的生活。

我常常收到不同次元的對話與智慧教導，有時會透過夢境預知到在即將會發生的事情，有時我會在靜心中直接與他們對話，他們陪伴我去學習生命課題並給予指引。這些對於我來說是生活中很習以為常的一部份，這些以光的形式存在的朋友。

對我來說最幸運的是，在我的生命過程裡，我的父母家人從來沒有遏止切斷過我與眾不同的天賦，陪伴著我不被制式化的教育所打壓，讓我的天賦可以自由的發揮伸展。

我有沒有過因為擁有這樣的天賦而抗拒甚至困擾過呢？當然有。有很長一段時間我甚至很排斥身邊的人提到我的這份天賦。但我也在這樣的過程中學習到、了解到，每個天賦的背後都有一份驚喜等著去翻閱。

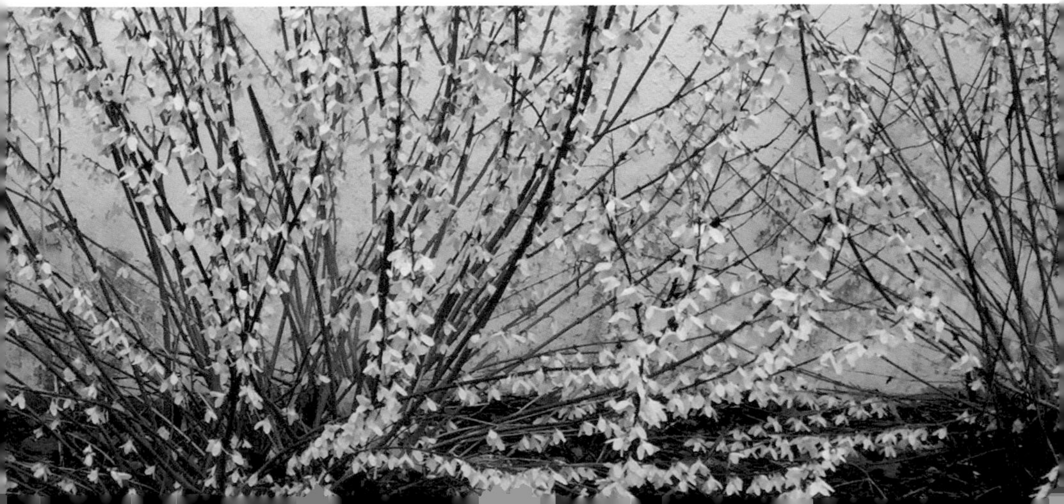

當我接納了自己的創造力、美感、接收訊息的天賦，不再抗拒自己的天賦，也不再和外在世界打架的時候，生活產生了不可思議的變化，套句我常在課程裡帶著大家去創造的生命方向「我正在過著一個自己都羨慕自己的生活模式」。

一直覺得只要是在做自己喜歡的事，就沒有工作與生活的分別，於是那時的我為自己下了一個關於生活品質的決定，那就是「讓工作成為生活，讓生活也是工作的一部分」。

當我知道我自己要什麼的時候，就知道了出發的方向，離開了當時一份人人稱羨的工作，進入到自己所想要的生活狀態中。

我創造了「Penny&Angels」，在這個天地裡我盡情地發揮分享我的創造力與美感，將七次元藝術帶給更多需要支持的朋友。

這幾年，我把「寧靜、創造、豐盛」這三個大元素，放進我所帶領的七次元系列工作坊，每一個人都可以在工作坊裡更靠近自己、更認識自己，也能重新整理自己生命裡與生俱來的美感與天賦，當我們懂得如何創造自己的幾何內在空間時，我們每一個人也就擁有了孕育生命本質裡最需要的寧靜、創造、豐盛的力量。

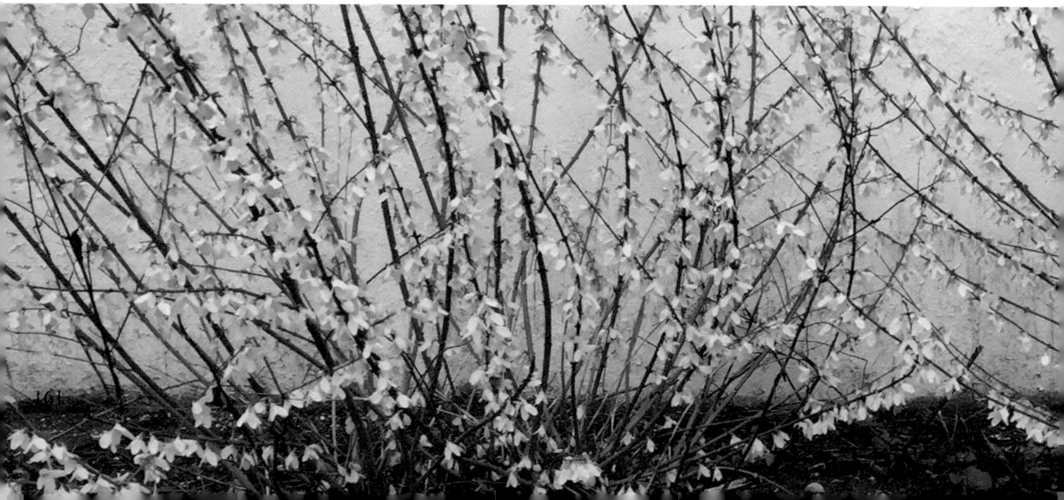

46 最驕傲的愛是討好自己

有一年年底，我突然懷念起過去念書的日子，而除了念書要早起這一項外，其他記憶都是讓我開心的。回想人生怎麼可以有那麼幸福的階段，只要做好念書這件事，其餘就是玩樂。這個啟發讓我當下決定為自己來年上半年，做一些與往常不一樣的事。

周遭人問我，到底忙著學些什麼呀？我說學了攝影、游泳、英文。

聽到我的回答，他們一臉驚訝地說，這些你不是都會了？

我想學得更好、學得更細緻。學習的細緻感能豐富我內在的匱乏感。

於是我們聊起了攝影。當年我念的是設計，從高中就開始玩相機；長大後手機流行了，出門漸漸就懶得帶相機了，不論去到那個國家甚至在重要場合，全都靠手機全場拍攝。

後來，好幾次在旅途中被國外菜市場的配色感動，回來後對於食物的色感有了特別有感覺，但怎麼拍都不到出來我心目中的畫面，於是我報名了攝影課。

說真的，作一個學生去上課的感覺太棒了，而一起上課的同學也個個有來頭，玲瑯滿目的專業相機器材，一看就知道絕對不是剛入門的菜鳥。「對自己有要求，然後用力滿足自己的需求」就是這群同學共同的特點。

對我來說，除了學習到新的攝影觀點，更重要的是我對於生活又有了新的想法，而這些想法從一個點串聯到第二個點、第三個點，在我生活中蔓延發酵著。

當我觀察與體驗的方式不一樣了，我改變了我的腦袋，而當我的信念改變了，我發現這個世界也跟著不一樣。

以前去到菜市場，就是鎖定要買的食物，但現在我走進菜市場，會注意到蕃茄的大小不同、顏色不同，所反映出來的質地也不同。我重新細細觀察蔬菜、鮮魚、一直到熟食，樣樣都有新的視覺衝擊。

各種不同組合，都可成為我生活中創意的題材、呈現不同故事。朋友開玩笑說我每天都在菜市場上尋找我的蒙娜麗莎。

只要時間允許，我會挑選一些當天喜歡的食材、拍照料理，為我的三餐製造一些有趣的氛圍。先生很支持我做自己喜歡的事，陪我去市場買菜，幫我架設器材，我負責拍攝及選購食材，他就負責料理成美食……光是這些附加價值就很超值，從裡到外毫無遺漏的都被滿足了。

我經常跟先生說，很幸運有他一直支持我去闖、去學習，我的每一張攝影都有滿滿的愛意。

我享受創造成果，同時也喜歡不斷的升級自己的功夫。不論我走到天涯海角，這項功夫永遠都是我走到哪陪到哪的貴人。

記住好的、美的、有意思的，其他都讓他隨風去吧

從我小時候一直存著這樣的記憶。

我的媽媽是一個特別重視美感的人。

小時候，最喜歡回到家坐在舒服的白色沙發上，吹著涼涼的風，看著窗戶前一片藍色大海。

當時覺得家裡很漂亮，喝茶有喝茶的茶具，喝果汁有果汁用的透明杯子；我也喜歡家裡美麗的花瓶與美麗鮮花，滿屋的花香陪伴我寫功課，滿溢著幸福感覺。

媽媽也愛美食與料理，印象中家裡每次煎牛排，我們這些小孩都會格外的興奮，因為家裡就有跟餐廳一樣牛造型的鐵板餐盤。

當媽媽把牛排送上桌，熱騰騰的蒸氣從不鏽鋼蓋裡不斷溢出，牛排在炙熱的鐵盤上不斷發噗滋聲，每當蓋子一打開，我們就會忍不住哇的一聲，直喊好香。

鐵板上除了讓人食指大動的牛排以外，還完美搭配了一顆蛋、些許蔬菜與麵條，就像是讓一位大廚上菜，而我們是她最尊貴、不可怠慢的食客。

媽媽最常掛在嘴邊的一句話就是：「既然要做，就把它做好；既然要用，就用最好的；要吃，就吃健康的。」

我在媽媽的身上承接了美感，也學會要如何善待自己，一直到我長大了，再將我的生命經驗與這些特定元素串聯在一起，製作了一道「討好自己」的不敗配方。

其實一直都很欣賞「對自己有要求，喜歡討好自己」的人。討好自己不在於花多少錢，而是捨得給自己花錢，懂得愛惜自己。

懂得討好自己的人生性豪邁帥氣，重義氣也重承諾。跟這樣的朋友在一起時，那些過不去的事情也好像特別容易看開，回頭看看一直緊緊抓住不放的，瞬間也覺得自己過去像個傻瓜。

某個角度來看，這些願意善待自己的人，他們身上都有種大氣場，可以讓自己提得起也放得下，而且是那種灑脫、不掙扎的放下。

該離開就離開，該來的沒有理由不來，不把自己逼得太緊，那就像是攝影裡的留白，是為了讓畫面可以呼吸一下。

以下症狀的發生，表示你近期忘了「討好自己」

肚子很餓但毫無食慾，硬吃了幾口卻想乾嘔，人稱「假性懷孕」。

對工作、生活沒有動力，常常發呆、感覺心有餘而力不足，很多想做的事開口說了一年了，遲遲沒有動作。

很想哭，莫名的想哭，沒有原因的想哭。

喜歡用社交平台與人交往更勝與別人面對面，每次在聊天的時候，只要對方慢一點回你就開始擔心自己說錯話。

一邊抱怨著一些事的不合理，卻仍苦命地去做。

每次想要買什麼東西時，內心會馬上有個聲音出來告訴你「算了，也沒有一定要」。

以上，如有發現類似症狀的朋友，請儘早使用「討好自己」的配方，想哭的哭，想喝酒的喝酒，想找朋友訴苦的訴苦、想大餐一頓的也不要客氣。

這個世界最需要被討好的是你自己，當你越懂得如何討好自己，你會越活越精緻。

願你在未來的日子活出限量版的自己，美得像玫瑰、酷得像閃電、野得像陣風。

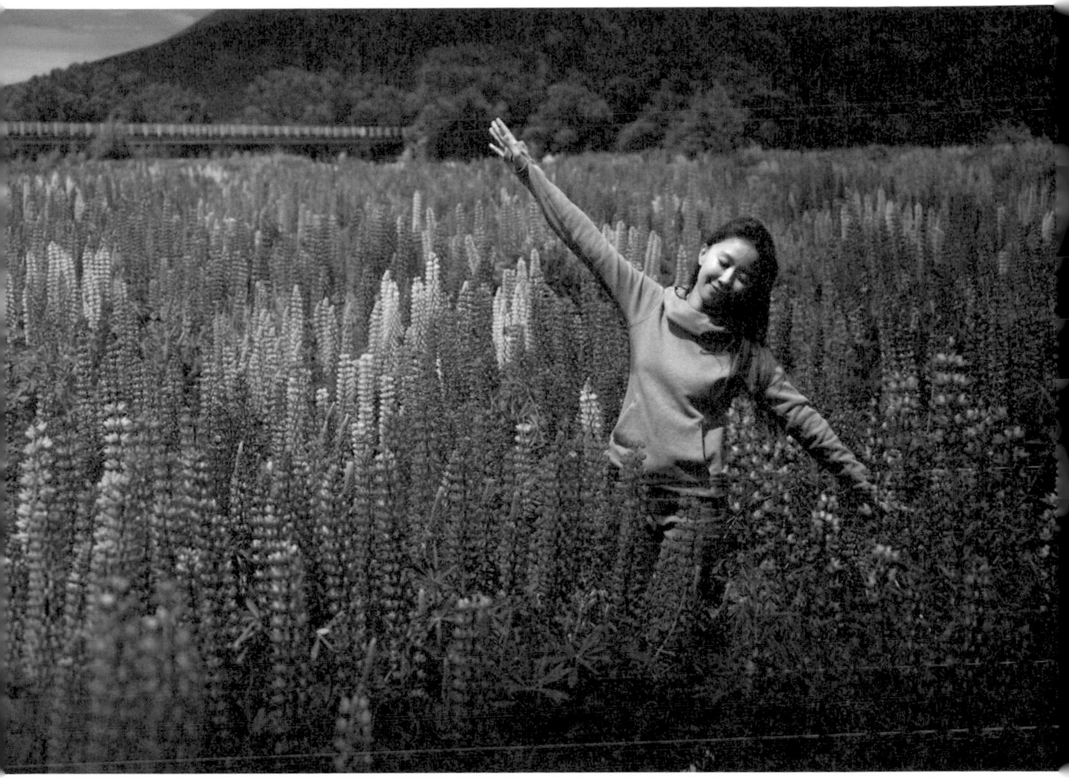

47 最靠近的愛是在婚姻裡成為夥伴關係

一年夏天，我為自己安排了半個月的時間待在法國。當時住在當地一間靠近郊區的 B&B 民宿。這間民宿是由一對老夫婦所經營，那一段時光除了我以外，沒有其他的旅客。而在這半個月裡與這一對老夫妻之間的互動，讓我學會了什麼是「平凡中的浪漫」。

有一天早晨在廚房裡為自己做早餐，廚房裡有一扇開放式的玻璃木窗，我很喜歡這樣的廚房設計，一邊在法式浪漫優雅氛圍中做早餐，一邊還可以欣賞窗外的景色。

從窗戶看出去是一個典型的南法小院子，這個早上老夫婦正在院子裡曬衣服。

老先生彎身將剛洗好的衣服扭乾、抖一抖，讓衣服平整一些，再交給老太太用兩個簡單的小木頭夾子將衣服夾在曬衣繩上。

兩人默契十足的分工合作，一來一往中帶著微笑、溫情等待，彼此眼中交織著濃得化不開的無數甜蜜輕吻。

這些甜蜜沒有因為歲月增長而施展不開或遞減，反而更添自然的濃烈。

老夫婦把歲月過得如此美，這一幕景象美得像一幅畫。我震撼得都忘了鍋裡的煎蛋，差點燒焦。

我的心被衝擊著，也有一些複雜的感受。我不禁要想，結婚這麼久了，怎麼還可以如此甜蜜？

又另一個傍晚，我在民宿客廳一邊聽音樂一邊畫畫，另一邊廚房裡隱約傳來準備晚餐的聲音，還有淡淡的香料味抓住了我的感官。

放下手中的畫具，我好奇的走近廚房想看看今天的晚餐是什麼，不料眼前這一幕卻讓我更為驚奇不已。當老太太正在切香料準備醃肉時，在一旁的老先生居然在給老太太唸詩！

老先生一面唸詩，一面隨手摘一顆葡萄丟入嘴哩，還不忘也餵給老婆婆吃。要不是我已經調整好時差，不然我大概以為自己是在做夢吧！

老夫婦間流動的默契，已經到了不需要開口就知道彼此現在需要是什麼了。

晚餐結束後，老先生負責洗碗盤，而老太太就坐在餐桌旁擦擦桌子，閒適地喝一杯咖啡，時光就在話家常中度過。

這是生活的一部分，也是享受的一部分，或許是日復一日的平淡，但我仍感受到了，對他們來說，一切都非常享受。

原來，這就是你儂我儂。原來，你儂我儂不是只存在於熱戀時期，不是只有耳鬢廝磨，不是只存在熱情如火中。

我在短暫的生活裡體驗到了，「平等的合作」頻率可以替親密關係創造柔軟的生活品質。

不論男生或女生，在愛的關係裡，把「你應該」或「本來就是你要做的」、「我幫你」這樣的觀念丟棄吧！

沒有人喜歡被苛刻的要求，越是長久的相處越是需要彼此的尊重與客氣，在想到彼此的時候，不自覺臉上浮現幸福笑容，哪有比這更簡單平凡卻耀眼到不行的美麗呢。

女人顧家很重要，男人態度更重要

看過不少男人對老婆說話用命令的口氣，覺得老婆做的所有事都是應該的，煮飯、洗碗是老婆的事，洗衣晾衣、拖地掃地通通都不該是男人做的。

我也看過不少女人，明明又聰明又有才華，結婚以後卻只想懶在家，把照顧好家中一切生計的責任都給老公背負。

然而夫妻間是需要有共識的，而那個共識就是「夥伴」。夥伴的能量是平等的，而不是你高我低，更不是你應該、我活該的爭平等關係。

坦白說不論是男是女，我都沒有辦法接受：碗盤隨手放水槽裡，理所當然地等另一個人洗；

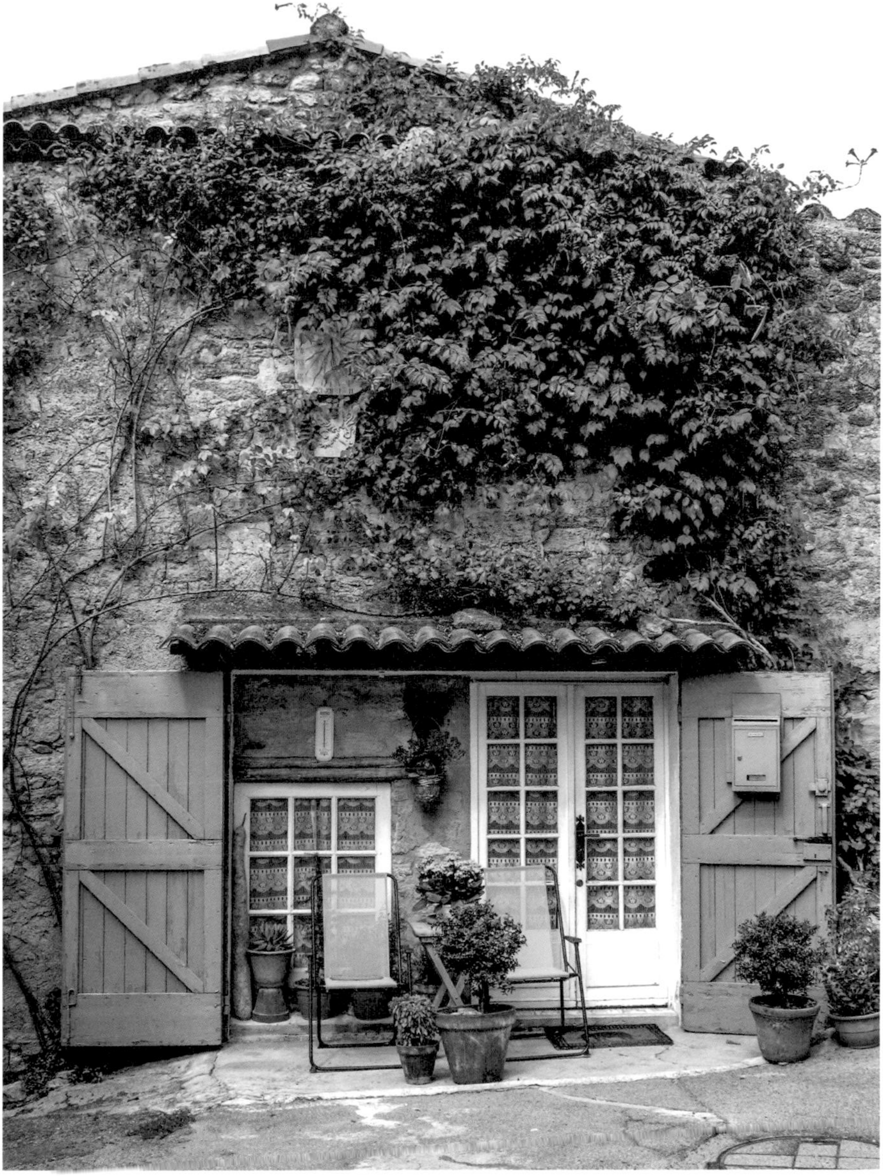

髒衣服堆滿洗衣籃，自顧自地看電視、滑手機，也覺得洗衣服這檔事，一點都不關他的事。

在法國的這段日子，我看到每一個生活背後都需要給出更多溫暖、更多的體貼，除了在意對方的感受，還有彼此的相互尊重。

女人給男人的扶持，讓男人有一份愛得以依靠，因為這份能量決定了一個家的核心力量。

男人對女人的尊重，把女人放在一個重要的位置上，因為這份溫柔決定了一個家的溫度。

親愛的，未來的路還很長，請你多些指教、多些甜蜜、多些好玩的、多些好吃的、多些打情罵俏吧！

48 最溫暖的愛是會花錢會過日子

我想告訴大家，大多數的幸運是我們由自己來決定。

有一天在車上，跟幾位女生朋友興奮地聊著旅行的計劃。

A女生興奮地說，隔年生完小孩，一定要跟我們一起去度假。

B女生說，現在就要報名兩位。

C女生則支支吾吾地說，你們都有幸運之神眷顧著，都可以這樣說走就走，我有家庭、有好多顧慮，要安排好很多事才能決定。

其實C女生不是經濟與時間上不允許，但花錢或出門的時候總會有罪惡感，老覺得自己在做拋家棄子的大壞事。

如果她自己一個人在外吃香喝辣，這個罪惡感就會直線上升。

每次看她這樣，我總忍不住對她說：「妳的習慣性自虐，已經殺死了內在想要自由放空與探索的靈魂。」

「習慣性自虐」是一個很自動化到我們可能都沒有意識到的生活反應。

拿C女生的生活模式做舉例，她很多的思維都是在「夠就好」這三個字：衣服夠穿就好。有吃飽就好，何必要那麼講究吃了什麼。對於買來的東西將就著用不會壞掉就好。

C女生最常說的一句話是：節儉是一種美德。那些放在家裡已經長灰塵，多年未被使用的東西，她說：留著，總有一天會用到的。

首先，節儉真的不是美德。我們太容易讓自己活在二元對立中，總覺得不是黑就得是白，當你覺得自己不節儉時，就會直接宣判自己奢侈浪費，但事實上並非如此。

節儉，讓我們失去了與「豐盛」戀愛的機會。

「會花錢」這三個字，不是讓你多浪費奢侈，也不是教你每個月都花得比賺得多。

「會花錢」是一種真正懂得將豐盛用在刀口上，並在過程中讓自己的心去獲得兩種體驗：一是學會不會虧欠自己；二是學會在感受上，喜歡自己。

什麼叫作「學會不會虧欠自己」？就拿買衣服這件事來說，不論男生或女生，絕對沒有不夠穿這件事，尤其是在這富庶的時代，大多數人衣服肯定是夠穿的。

但是，在一種狀況下，可以教你去審視需不需要添購衣服的。例如，在出席不同的場合時。

在不同場合下，你的穿著打扮可以講究、可以優雅、可以舒服、可以簡單又得體，絕不將就在「不過穿一次就不會穿，將就一下沒關係」這樣的思維中。

多花一些時間打理自己的品味是很重要的，因為你有多尊重生命的每一個細節，你的生命就有多被你當貴客一般款待。

什麼又是「感受上，喜歡自己」？

感受，這一份內心的體驗。例如，把家裡用不到的物品通通清出來、回收也好、丟棄也好，分送給有需要的人也好，你會發現騰出了乾淨的空間。然後買一束花、播放音樂、再點上香氛，享用這塊空間，你的感受一定有別於以往。

日子過的好不好，我們的心，會回應。

幸運不幸運，端看思維的角度，換一個角度，結果就會不一樣。

我經常說：走吧！我們一起去花錢，一起作一個會賺錢、也會花錢、更會過日子的人。

最溫暖的愛是，我們一起去花錢

當我還在念書的時候，在社團認識了一位學長，這位學長才華洋溢，理性與感性兼具，現在就算有了家庭，仍舊是大家追捧的榜樣。

我這位學長一到假日，就會和妻子帶著孩子一同探索這個世界。他們在森林裡跟螢火蟲做朋友，以大地為床，躺在一望無際的草地上細數天上的星星，讓孩子光著腳丫子踩在溪水中，除了體驗了大自然，也豐富了孩子所有的感官。

我看見，學長他們帶著孩子學木工。他們有一張家的藍圖，孩子們學到了木作的技術，還有一家人同心協力地從零到一的創造力，透過手上的工具，把家的樣子真實的造出來。

他們一家的照片不只充滿了「生命力」，也充滿了「聲命力」，完全可以聽見他們歡樂的，一起尋找解答的聲音，是真實又豐盛的生命模板。

你說這樣體驗生活要不要花錢？當然要花錢。你還覺得這太奢侈浪費嗎？

「感受」是支持內在力量的超級電頻，而節儉讓我們失去了與創造連結的機會，物質上不能小氣，精神也要豐盛，兩道力量相輔相成，是一個高 CP 值的高報酬投資。

「豐盛」是宇宙裡原本就擁有的能量，如果我們捨不得花錢，錢就會跑去給捨得花錢的人花。

你內心所想的會變成能量，想得越久，就越容易在我們的生活當中出現。所以，把外在自己打理好，內在照顧好，把最溫暖的愛投資在自己身上。

在全家人身上投資溫暖的愛，不奢侈。

在關係上投資溫暖的愛，不浪費。

在平淡無奇的生活中注入驚喜，就是投資愛。

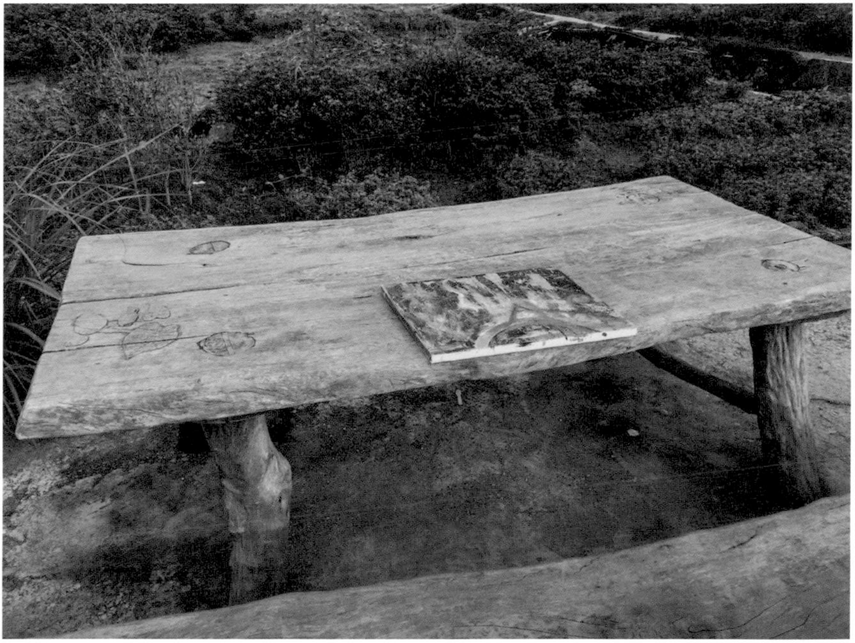

原來，生活中還有一種任性，就是「片葉不沾身，花錢不眨眼」。會花錢會過日子，才可以創造最溫暖的愛

走吧！把我們一起賺來的錢，花在我們的生活上。

49 最創意的愛是好色

我見過世界上最大的天體營，很可惜只是開船路過（深感遺憾）。當時船上不論男女，每個人的眼睛都張大的跟什麼一樣，連眨眼都捨不得，尤其是女生，每人呈現出來那種渴望與壓抑已久的讚嘆聲，瞬間喚醒了身體裡沉睡的「好色」細胞！

喜歡跟女生好友們相約旅行，看電影，或一起追劇，我獲得了一個結論，那就是看到美的事物、帥的樣貌、滋養的畫面、或揪心的劇情，都可以讓我們彼此內心共振，一起激動興奮、一起流淚、一起大笑。

《屍速列車》我喜歡馬東錫。

《樂來越愛你》我喜歡萊恩．葛斯林。

《來自星星的你》我喜歡都敏俊。

《孤單又燦爛的神——鬼怪》不好意思，孔劉、李棟旭，我都喜歡。

當這些男主角出現銀幕搭配扣人心弦的情節，每個追劇的女生瞬間都好像化身成女主角，相對於現實的窘迫下快要窒息的生命來說，多了一絲絲得以幻想、喘息的療癒空間。

現實很枯燥，壓力又很大的生活中，每個人都需要來點賀爾蒙的刺激呀。女生看看很 Man 的男人，男生看看很 Sexy 的女人，眼睛吃吃冰淇淋，看多了也不會變胖，順便提升一些幻想的功力，有益右腦運轉。

我觀察到身邊喜歡大方談男生的女生，身上都擁有一些明顯的特質。

她們做自己，不，是徹底做自己，不假裝彆扭、裝害羞，沒有形象包袱。

她們很時尚，不但個性地打理自己，充滿值得玩味的氣質與品味。

她們很可愛，外表像個大人，內心像個小孩，相處起來淘氣同時讓人很放鬆。

她們的「好色」，不影響社會安定，反而可以創造出很多的靈感與美感。

這就是女生的「好色」。

大聲說出自己想要什麼是一種本能

在一個我認真趕稿的夜晚，手機突然傳來一則訊息，點開看，是我的「好色聯盟閨蜜」群組其中一位好友傳來了一個連結。打開連結後，網頁跑出了一個圖片是一個男性器官造型的洗手台。咳咳，讓我代為敘述一下這個洗手台，想像一下，左右兩的水龍頭把手各是一顆蛋蛋的造型，中間最重要的水龍頭則是男性器官造型，只要扭開蛋蛋造型的把手，中間的器官造型水龍頭就會流出水。（是水好嗎！）

我看著那張照片笑了好久，覺得，天呀！這個看似簡單的發想卻是我這輩子到現在都沒有聯想過的。於是發起設計創作的職業病，正在思索這設計概念，好友又傳來三個字「好療癒」。

我又笑了，真心感受到很多人光是看到圖片就很被療癒。這個了不起的設計適合放在所有辦公大樓的女生洗手間，壓力一來就去洗個手，沖去一切煩躁，順便會心一笑。

過去傳統的約束，總是壓抑著人性裡可以極致發揮的部分。女生被教育著要乖、要聽話、要端莊，要有女生的樣子，不只制約了女生的舉止行為，也將女生得天獨厚的性能量徹底壓制住了。

最常聽到工作坊的同學跟我說的一句話是，「有時候，照著鏡子，我自己都不認識我自己了。」

鏡子裡的那個你，或許美麗如昔卻也因為長期的壓抑而有了無奈的線條。害怕出醜的形象，擔心犯錯的眼神，言行無法如一的糾結，背離真心的討好，最終都讓你失去了你自己。

當你的想法一直動搖不安著，當你放棄為自己作主，屈從生活中源源不絕的挑戰，漸漸地，你累了也懶了，別人說好你也覺得好，別人說不好你也沒意見……

壓抑的長相特徵是擔心沒形象、害怕犯錯、表裡不一、討好，最終失去了自己。

這些莫名其妙的教條成了阻礙生命綻放的絆腳石，砌成了一個頑強的堡壘，你將自己監禁其中，以討好他人來獲得短暫虛假的光。一樣都有光，但你看見的，不是生命出口之光，而是地獄入口之光。

活得風生水起，活得更色香人生

最近有些電影或電視劇中的女一或女二身上，都被塑造一些女生好色的性格特色。在職場上她們有專業，在感情裡她們有專情，在閨蜜面前她們有著生動且不羞澀的好色。

那怕只是劇情裡的一句對話、一個片段，都是可以大大引發我們內在的那股蠢蠢欲動的渴望，讓我們更了解自己。

撇開世俗的眼光，拿回主導權，喜歡誰、愛上誰、討厭誰，我們可以完全不在意別人的定義與規矩，重要的是，我們知道自己喜歡什麼。這些跟隨著感覺走的體驗，重要呀！相當重要！

從生活中最細微開始探索，你內心最嚮往自己穿著什麼樣款式的衣服？具體的去描繪衣服的款式、質感與顏色。

若你熱愛美食，喜歡嘗鮮，就去擴大味覺的感受，把你所品嘗到的、體驗到的用更多的方式傳遞給你身邊的朋友。

你會在這個過程中，與你自己一起去經驗什麼對自己來說是真得好的、什麼其實不是那麼適合自己，欣然地的去接受自己的喜歡、坦然地拒絕自己的不喜歡，你會愛上自己骨子裡的愛恨分明、不拖泥帶水。

你的身體與生命是一個寬大的載體與導航，遇到喜愛的會儲存、遇到需要的會分享，把開心的能量傳遞給仍找不到自己身陷苦海的你，或被縛於教條中的那個乖乖牌。

慢慢地，會發現生命裡開始出現了同好者，那些用生命跟你玩真的，誓言一定要把生命發光發亮到最後一刻的好夥伴。

不依附男生、不依賴女生，即便結婚，還是擁有一票自己的死黨哥們。過往的年少瘋狂，不論上山下海，仍可以說走就說。

好色，是一份有創意的能量，讓我們對自己的世界越來越敏感。

好色，是一份很滋養的能量，讓瑰麗的美色直達腦部，轉化成荷爾蒙，供給身體所需。

好色，是一份深入內在的修煉，釋放深層的壓抑，進而了解自己、活出自己。

我們都有一條釋放的路要走，也有一條創意的路等待我們去開墾，願你我可以在這路上看到期待已久的風景、遇見最令人感動的情節，把所有力氣都浪費在美好的享受上。

對自己負責，不再怨天，也清楚自己要的是什麼。不後悔，用愛、用創意提升自己生命的道行，讓生命隨著自己活得風生水起，活得更色香人生。

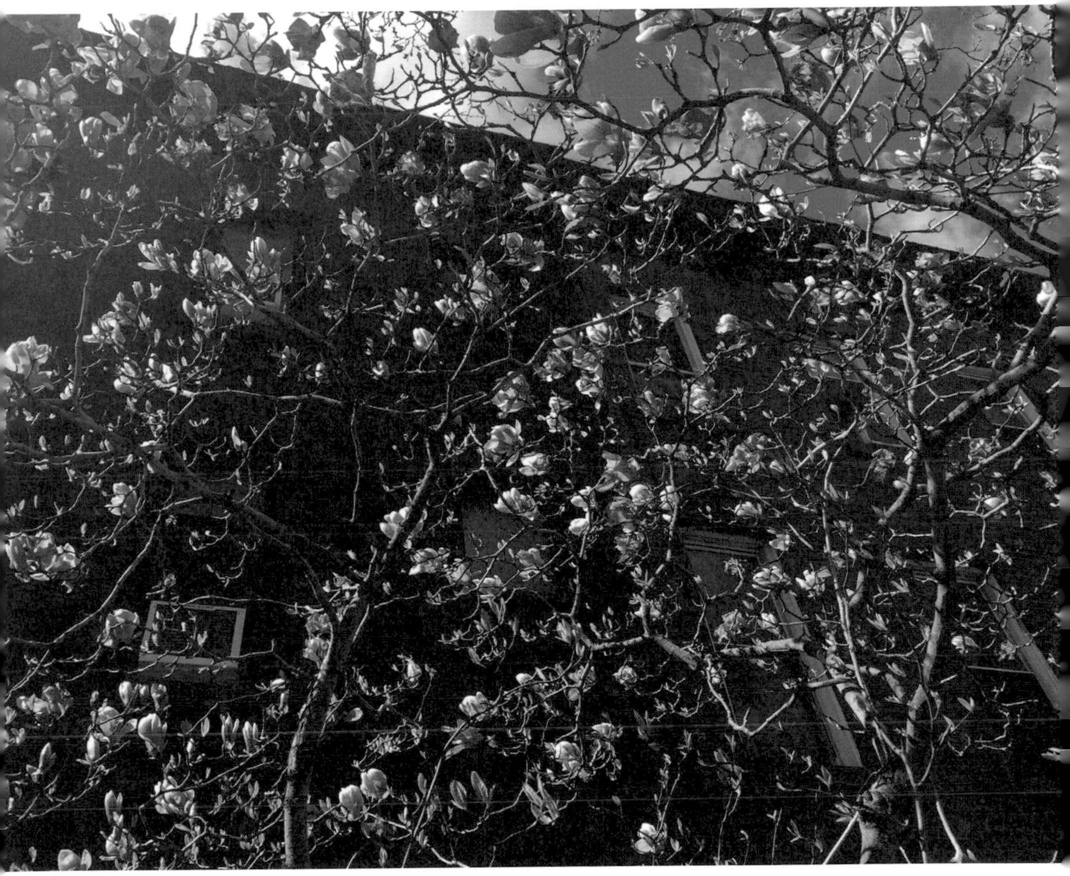

50 最甜蜜的愛是「瞎了才會和你在一起」

有一次在工作坊裡，我們討論的話題是關於「不想要的」。一位護理師上台分享說：我呀，才不要嫁給醫生，因為醫生最花心，就算賺的錢多，但工作時間長，根本沒時間陪伴家庭，最後賺的錢都在外面給小三花。

另一個人則說：我最討厭愛買東西、只知道亂花錢的女人，我想找一個可以替我生小孩、顧家的老婆。

這樣的「宇宙願望清單」大家或多或少都聽過吧。最終，護理師仍然嫁給了醫生，怕花錢的則娶了個愛花錢的老婆。然後，在夜深人靜、午夜夢迴時突然驚醒，赫然發現你不再只是一個人，而婚姻甚至人生都像一場騙局一樣……

這是一種人生模板。

我有一位同學阿信，在學校時看到女生畫板拿得重，總會順手背到自己肩上；一票人忙著辦活動，忙得汗流浹背時，他總是那個貼心為我們這些「公主」準備冰涼飲料的人。

可惜，幸福有時不只來得很突然，走得也是讓人措手不及。我們常開玩笑的說，自從阿信交了女朋友，我們這群「公主」就被廢了封號，都變成庶民了。

現在我們幾個好同學再聚在一起，阿信已經有了老婆大人了。不論我們吃的是哪一國的料理，阿信對於老婆大人的口味與喜好的了解，已經到了鉅細靡遺的程度。

還不只如此，菜還沒上，就開始擔心餓到老婆，不時地就要催促廚房上菜；菜一上桌，一伸手就先夾到老婆盤子哩，魚肉先挑好刺老婆才方便吃，熱湯先吹涼一些老婆才可以喝……

白眼快翻到外太空的庶民們，總忍不住開玩笑地說，這一幕怎麼看怎麼像伺候皇太后吃飯。

此時，皇太后就會手一攤，驕傲又無奈的說，你們不要這樣笑他，他就是這樣，老把我當一個小孩，怎麼抗議都沒用。

說完以後，繼續恩恩愛愛。

阿信說，「她呀，只要我不在身邊，工作一忙起來就沒日沒夜地，不知道要好好吃飯。只要我在她身邊一刻，我就會全力發揮照顧人的特質，好好的愛她。」

這一席話，寵愛感破表了，我突然醒悟過來——是呀！真正愛你的男人都很懂事。

這是第二種人生模板。

有些男人，讓身邊的女人變成了媽；但懂事的男人，把他身邊的女人寵成一個小孩。

女王退駕，我喜歡成為你的小貓咪

每次在進行工作坊時，我總會跟同學說，請原諒我的嘮叨，有一些話，我在這課程的幾天中會重複地一直說，那是為了讓你們可以牢牢地記住。

我會耳提面命的幾句大抵是「不論性別與年齡，我們都要讓自己可以獨立，但也要學會依賴，當我們一個人的時候，使用獨立的能量，學會一個人也可以很享受、好好的、不依賴、不佔有；兩個人的時候又可以創造互補，每天都會是天時地利人和的良辰吉時。」

記得跟我先生還沒交往前，他做了一張夢想板，在夢想板上貼著一位美麗高挑的女明星，因為我先生身高一八六，所以他這位女明星一七〇公分，象徵未來對象的身高與臉孔，可惜了，夢想板真的只是一張夢想而已。

當愛情來了，那身高一七〇公分的女明星與身高一五六公分的我之間，有著唯美差距十四公分，象徵著夢想與現實的距離。

沒有了理想中門當戶對的般配身高，卻有了時下最流行的最萌身高差。

幸福，有時候會在你預料之外，用你想像不到的方式在你生命中呈現。

我不會開車也不太會看地圖，坐在副駕駛座的我，一向就是陪先生聊天，或自顧自地喝飲料。

一直到有一天，我先生坦白說道自己的方向感一直很不好，是後天被我訓練出來的。

我聞言倒吸了一口氣。原因倒不是覺得他很辛苦，或是我怎麼結婚這麼多年都不知道他方向感不好。我是真心佩服著自己，覺得自己還不賴呀，激發了我先生的潛能。（我先生若看到這段文字應該會暈倒吧。）

在餐廳點餐的時候，我總是問：「你要吃什麼？」他也總是回答：「我什麼都可以吃，你比較挑食，所以你點兩份你愛吃的。」出門玩，問他今天想去哪玩？他也總回答說，「你想去哪就去哪。」

這樣的回答，我想對很多人來說都是婚姻裡的奢侈品吧。

又有一次我問他，「我沒有你夢想中的一七〇身高，你看上我的是哪一點？」

他在玩笑中帶著寵愛說：「瞎了才會看上你。」

在他面前，我從來不希望自己是個皇太后，從不想成為主宰的女王，更不想做一個茶來伸手、飯來張口的柔弱小乖乖。

我想要心血來潮就穿上夾腳拖，坐上摩托車悠哉地在海邊吃冰淇淋。

我熱愛的是打扮得美美的讓他驕傲地帶出場，成為他的第二張名片。

我喜歡的是發炫耀文，閃閃發光的曬恩愛，一併告訴全世界，我是會窩在他懷裡的小貓咪。

所以，未來的日子希望你繼續瞎一輩子，這句話是最甜蜜的幸福感。

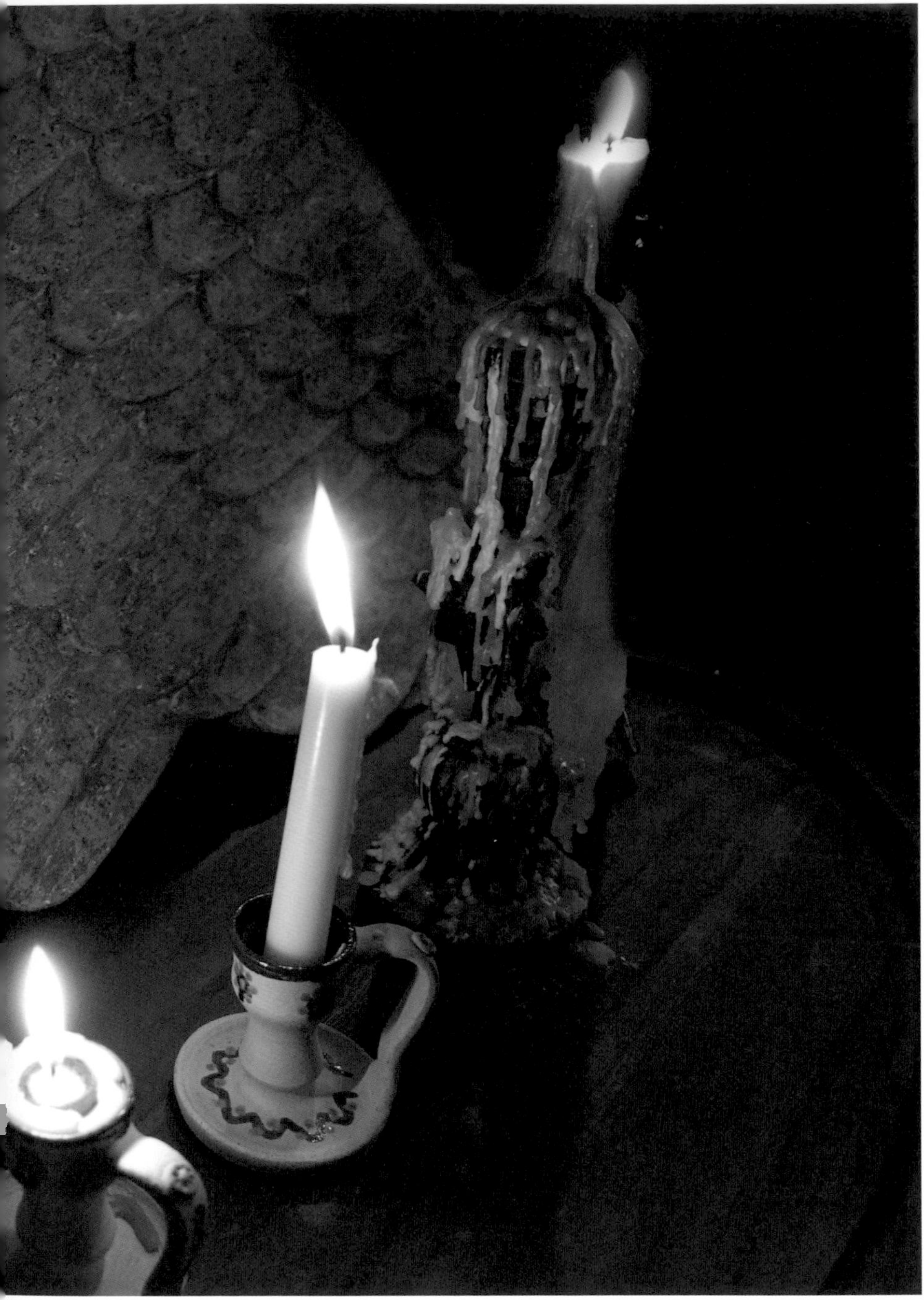

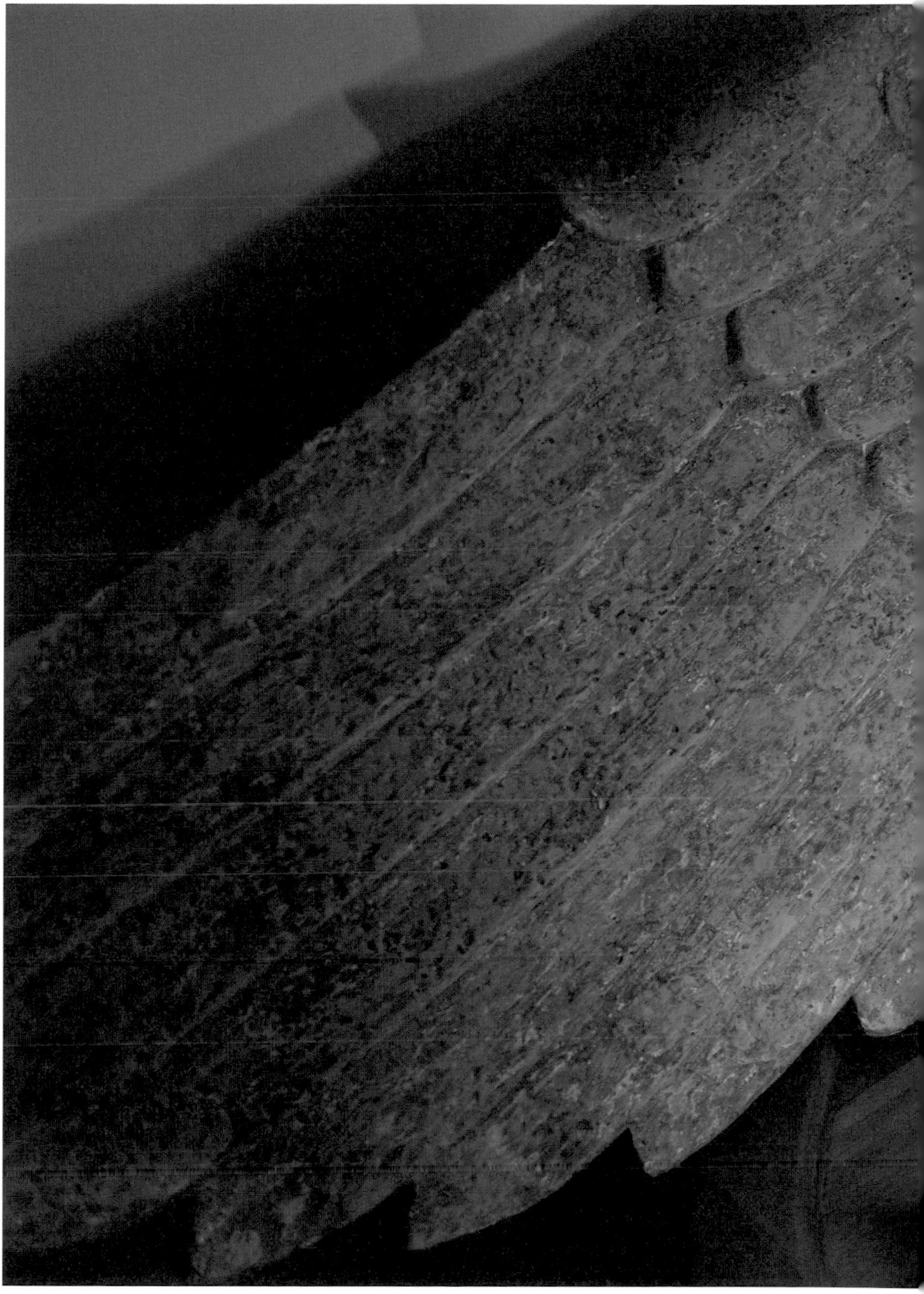

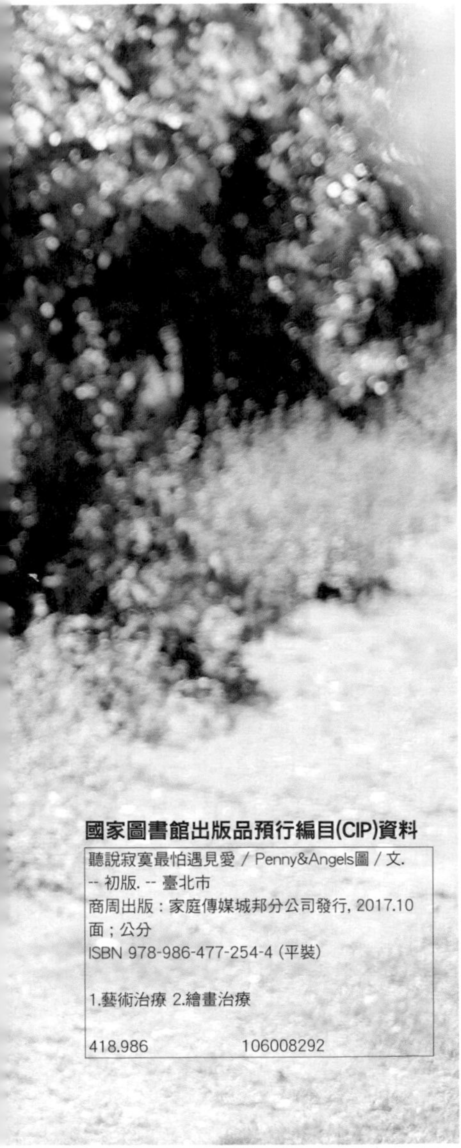

聽說寂寞最怕遇見愛

作　　者／Penny&Angels
責任編輯／賴曉玲
版　　權／吳亭儀、翁靜如
行銷業務／林秀津、王瑜
總 編 輯／徐藍萍
總 經 理／彭之琬
發 行 人／何飛鵬
法律顧問／元禾法律事務所 王子文律師
出　　版／商周出版
地址：台北市中山區104民生東路二段141號9樓
電話：(02) 2500-7008　傳真：(02)2500-7759
E-mail：bwp.service@cite.com.tw
發　　行／英屬蓋曼群島商家庭傳媒股份有限公司城邦分公司
台北市中山區104民生東路二段141號2樓
書虫客服服務專線：02-2500-7718．02-2500-7719
24小時傳真服務：02-2500-1990．02-2500-1991
服務時間：週一至週五09:30-12:00．13:30-17:00
郵撥帳號：19863813　戶名：書虫股份有限公司
讀者服務信箱：service@readingclub.com.tw
城邦讀書花園：www.cite.com.tw
香港發行所／城邦（香港）出版集團有限公司
香港灣仔駱克道193號東超商業中心1樓
E-mail：hkcite@biznetvigator.com
電話：（852）25086231　傳真：（852）25789337
馬新發行所／城邦(馬新)出版集團
Cité (M) Sdn. Bhd.
41, Jalan Radin Anum, Bandar Baru Sri Petaling,
57000 Kuala Lumpur, Malaysia
電話：（603）9056-3833　傳真：（603）9056-2833
設　　計／張福海
印　　刷／卡樂彩色製版印刷有限公司
總 經 銷／聯合發行股份有限公司
地址／新北市231新店區寶橋路235巷6弄6號2樓
電話：（02）2917-8022
傳真：（02）2911-0053

■2017年10月24日初版　Printed in Taiwan
定價／380元
ISBN 978-986-477-254-4

國家圖書館出版品預行編目(CIP)資料

聽說寂寞最怕遇見愛 / Penny&Angels圖 / 文.
-- 初版. -- 臺北市
商周出版：家庭傳媒城邦分公司發行, 2017.10
面；公分
ISBN 978-986-477-254-4 (平裝)

1.藝術治療 2.繪畫治療

418.986　　106008292

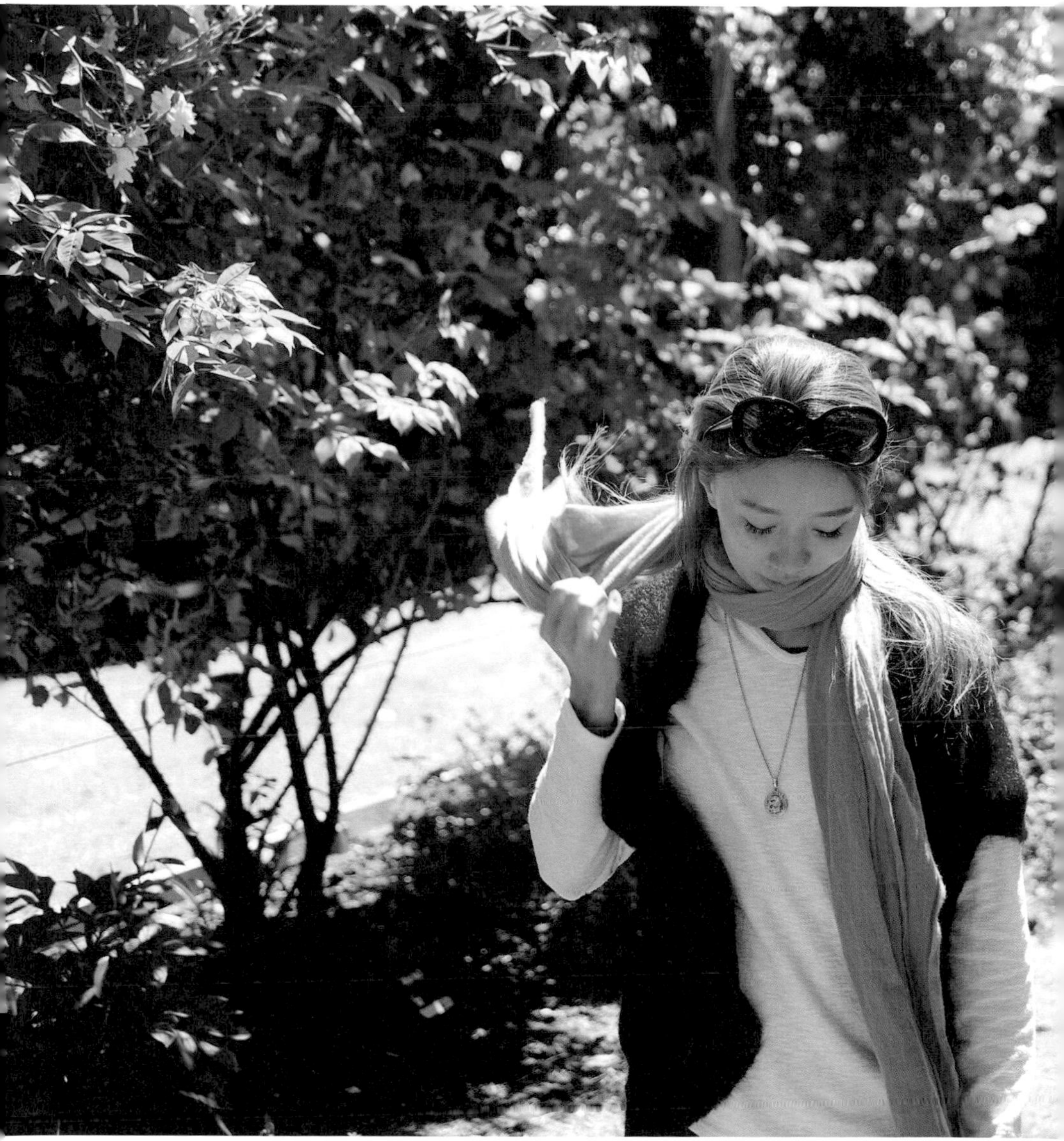

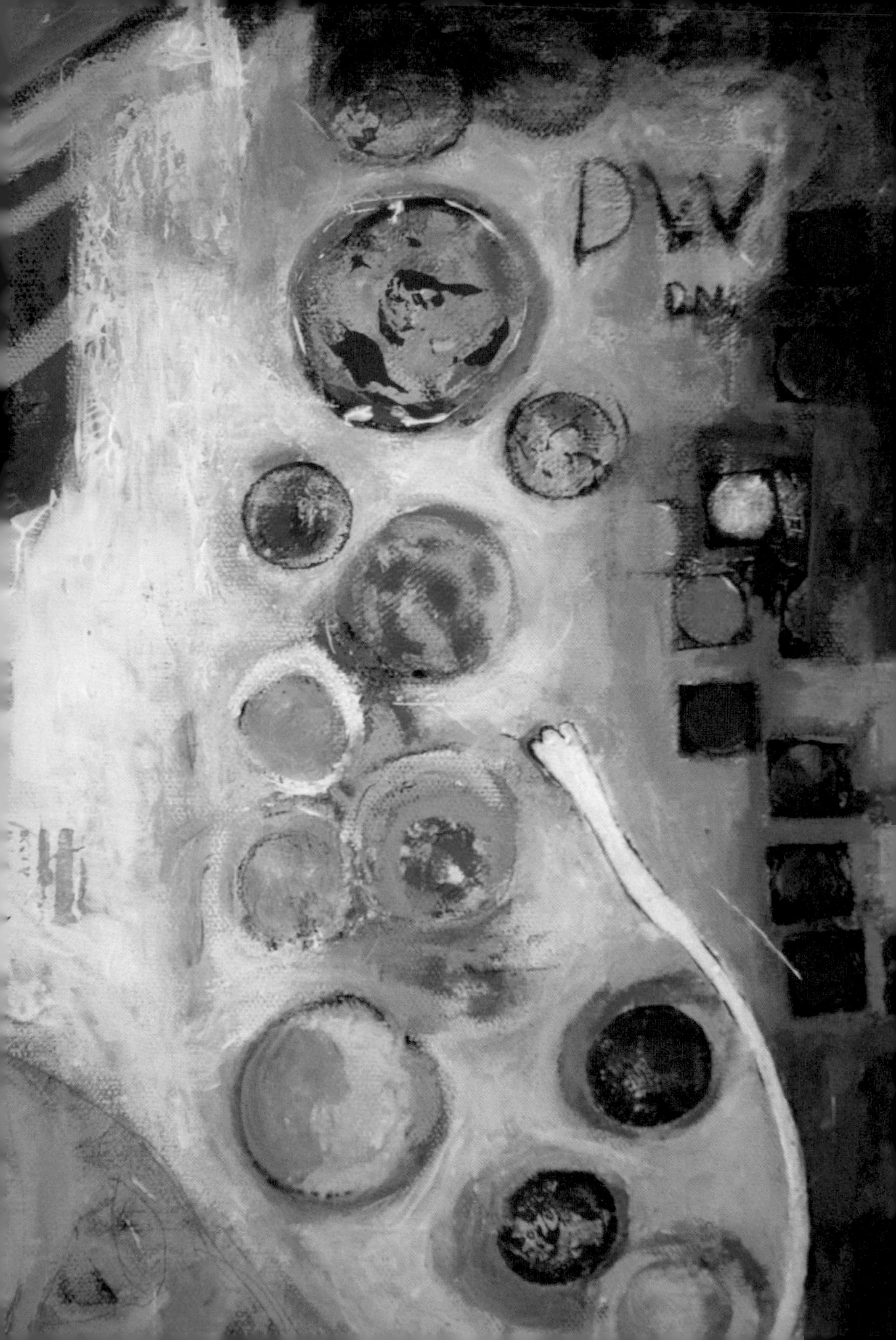
DW